上海长江医院组编

丛书总主编：林梅兰

防治不孕问题一本通

U0274775

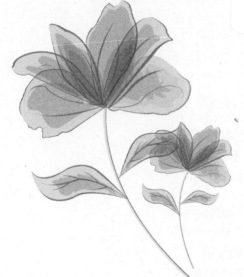

 第二军医大学出版社

Second Military Medical University Press

内 容 简 介

婚育如何遭受如此大的威胁？遭遇不孕不育，我们该何去何从？面对优生优育，育龄夫妻如何做到有备无患……为了帮助育龄夫妻解答这一系列的婚育问题，为他们提供一个了解女性不孕的预防和治疗的比较好的途径，上海长江医院特组织不孕不育专家们组编了本书。

本书以通俗易懂的语言，言简意赅、深入浅出地告知大众想要了解的有关女性不孕的预防、治疗等知识，并分享正确就医的技巧和经验，从而使读者尽快获得好孕。

图书在版编目(CIP)数据

防治不孕问题一本通/上海长江医院组编. —上海：第二军医大学出版社，2014.8

ISBN 978 - 7 - 5481 - 0915 - 0

Ⅰ.①防…　Ⅱ.①上…　Ⅲ.①不孕症－防治　Ⅳ.①R711.6

中国版本图书馆 CIP 数据核字(2014)第 169221 号

出 版 人　陆小新
责任编辑　叶　婷　胡加飞

防治不孕问题一本通

上海长江医院　组编

第二军医大学出版社出版发行

http://www.smmup.cn

上海市翔殷路 800 号　邮政编码：200433

发行科电话/传真：021 - 65493093

全国各地新华书店经销

江苏南通印刷总厂有限公司印刷

开本：787×1092　1/16　印张：8.75　字数：15.9 万字
2014 年 8 月第 1 版　2014 年 8 月第 1 次印刷

ISBN 978 - 7 - 5481 - 0915 - 0/R・1664

定价：20.00 元

特别提醒：本书所提到的药方、药物及剂量，请遵医嘱。

丛书编委会名单

丛书总主编

林梅兰（上海长江医疗产业集团）

丛书执行主编

尹学兵（中国科普作家）

丛书编写人员

潘敬秀

丛书医学顾问（按姓氏笔画排列）

王丽云[1]　王秀凌[1]　王益鑫[2]　田文霞[1]　司徒平[1]　朱竞光[3]

朱兰生[1]　许国兰[1]　李小凤[1]　汪玉宝[4]　汪慧贞[1]　汪和明[1]

沈丕安[5]　张　伟[1]　张　华[1]　张训科[1]　张桂林[1]　陈慧芝[1]

林　兴[6]　周智恒[7]　施士德[1]　柳秉乾[1]　祝秀英[1]　黄敏丽[6]

程怀瑾[8]　程雅丽[1]

---

1. 上海长江医院不孕不育专家组成员　　2. 上海交通大学附属仁济医院　教授
3. 上海交通大学附属第一人民医院　教授　　4. 复旦大学医学院　教授
5. 上海中医药大学附属市中医医院　教授　　6. 复旦大学附属妇产科医院　教授
7. 上海中医药大学附属龙华医院　教授　　8. 中国福利会国际和平妇幼保健院　教授

拥有好孕　不是梦想

（代序）

"为了新生命的到来，数度奔波往返于不同的城市，经历不同的医疗手段；为了能够早日为人母，从来没有这么渴望生理期能够延迟到来，验孕棒上的两道杠能够意外出现。"这段话应该道出了天下所有为不孕不育所困扰的女性的共同感受了吧！

"你永远不懂我伤悲，像白天不懂夜的黑。"这句歌词形象地描述出了不孕症女性的无奈和绝望。一个不能生育的女人所要承受的痛苦是难以言表又刻骨铭心的，长辈的期待和催促、邻里的议论与嘲笑、自己内心的渴望和失落，都将成为无形的绳索，紧紧束缚住不孕患者的四肢，勒住她们的喉咙，让她们无法动弹、无法呼吸。

我经常想，这个社会真是奇怪：许多不想要孩子的女人，一次又一次的意外怀孕；而有些一心一意渴望做母亲的女人，却要经历许多挫折和考验。据不完全统计，目前，我国平均每 8 对育龄夫妇中就有 1 对面临生育方面的困惑，不孕不育率已上升到 15%。这难道是上帝搞得一场恶作剧？如果不是，那又是什么在伤害着女性的生育能力呢？对此，生殖医学专家解释说，社会经济的发展所带来的环境污染严重，人们生活、工作压力增大；社会观念的改变所带来的性生活年龄提前，生育年龄的延迟；生活方式的改变所带来的作息不规律，喝酒、抽烟机会的增多等一系列因素，都是造成不孕不育发病率不断上升的重要原因。

不孕症无情地剥夺了越来越多的女性朋友的幸福，面对不孕症的猖狂肆虐，我们真的就束手无策，只能缴械投降了吗？显然不是。对待不孕不育，先进的医疗技术和理念必不可少，但必要的预防也至关重要。本书或许可以帮你打一场漂亮的翻身仗。它不仅介绍了各种不孕症的相关治疗方法，还从饮食、环境、运动、心理等多个方面，向读者介绍了如何更好地预防不孕症,将可能阻碍好孕的疾病和因素扼杀在摇篮里。

另外,为了让读者乐意读、看得懂,本书特打破了一般科普书籍,尤其是医学书籍深奥、难懂、枯燥、长篇大论的常规,用通俗易懂的语言和简单问答形式,把不孕不育患者觉得难以理解又无处求解的孕育难题进行科学的诠释。

凡事预则立,不预则废。未雨绸缪总不会是多此一举的。不管您是否患有不孕症,只要您有生育的欲望,细读本书,定能让你获益良多,在求子的路上少走很多弯路,从而早日实现好孕梦想。

上海交通大学医学院附属仁济医院　　王益鑫
上海市男科研究所　主任医师 教授
2014 年 3 月

目　　录 CONTENTS

第一章　话说不孕

在妇产科门诊,经常能遇见由妈妈陪着来的患者,哭诉着结婚1年了,还没有怀孕,是不是得了不孕症。在电视报刊上我们也看到了专治不孕不育的广告越来越多。不孕症越来越频繁地出现在我们的生活,跟我们越来越近,这不得不引起我们的重视。

30 第四节　相关疾病 ▼

第二章　预防不孕

　　凡事预则立,不预则废。生育也是需要提前做好准备才能有备无患。可是,再完美的宝贝计划也需要一个重要的前提,那就是你可以正常的生育。当某种不利因素阻碍了你的求子之路,所有的备孕"攻略"都将成为纸上谈兵,无法实施。所以,预防不孕,扫除受孕路上一切的阻碍刻不容缓!

46　第一节　预防,从嘴开始 ▼

第三章 治疗不孕

花朵在春天吐香,只留芬芳一季间;流星从空中划过,只留光亮一瞬间。人生从来都不可能完美,我们要宽容而勇敢地去面对老天给我们制造的一个又一个挫折。要相信,阴雨绵绵只是偶尔的回味而已。对待不孕也是如此,积极面对,积极治疗,儿女绕膝的梦想不会遥远。

78 第一节 西医疗法 ▼

86 第二节 中医疗法 ▼

99　第三节　饮食疗法 ▼

第四章　研究不孕

　　当不孕的悲剧突然降临，很多人都会绝望地问自己："为什么会是我？""不孕到底该怎么治？"……这些问题的答案大多能在专科医生那儿找到，但不否认，现在的医学技术依然无法完成一小部分人的好"孕"梦想。所以，及时了解和研究关于不孕本身以及治疗的新知识、新方法是一项十分重要的工作。

第五章　拥有好孕

　　没有什么比十月怀胎更让人觉得幸福甜蜜;没有什么比婴儿的啼哭声更加婉转动听;没有什么比生一个可爱聪明的孩子更让人值得期待。所以,当身体具备了一切可以生育的条件时,就该了解一下如何才能生出一个更健康、更漂亮、更可爱的小天使了。

第一章　话说不孕

　　在妇产科门诊,经常能遇见由妈妈陪着来的患者,哭诉着结婚1年了,还没有怀孕,是不是得了不孕症。在电视报刊上我们也看到了专治不孕不育的广告越来越多。不孕症越来越频繁地出现在我们的生活,跟我们越来越近,这不得不引起我们的重视。

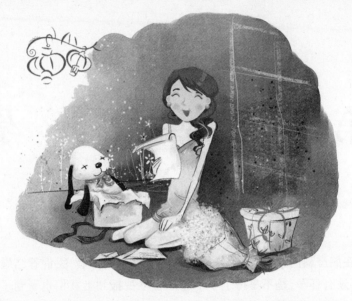

随着时代的发展,不孕症已成为众多夫妻之间的梦魇。古言云:知己知彼,百战百胜。想要和不孕症长期抗战,就得从现在开始了解什么是不孕症。

什么是不孕症

现如今,患不孕症的女性越来越多,不孕症无情地剥夺了无数女性朋友的健康与幸福。那到底什么是不孕症?专家解释,凡育龄期女性婚后或末次妊娠后,夫妇同居一年以上,有正常性生活,未避孕,男方生殖功能正常而不受孕者称为不孕症。从未受孕者称为原发性不孕;曾有过生育或流产史,又连续1年以上不孕者,称为继发性不孕。

从解剖学来说,不孕症又分为绝对性不孕和相对性不孕两种。绝对性不孕是指夫妇双方不论是哪方有先天性或后天性的严重解剖学上的异常或生理性缺陷,不论采用何种方法治疗均无法矫治成功,而致不孕的一种临床现象,如先天性无子宫。相对性不孕是指造成受孕困难的某种病因降低了生育能力,致使患者暂时不能受孕,但通过治疗仍能受孕,如子宫发育不良、输卵管堵塞、多囊卵巢综合征等。

不孕症的发生率占生育年龄女性的 8%～17%,平均为 10% 左右。不孕症发病率的递增趋势可能与晚婚晚育、人工流产、性传播疾病等相关。常见的有外阴阴道性不孕、宫颈性不孕、子宫性不孕、输卵管性不孕、卵巢性不孕、染色体异常性不孕、免疫性不孕等。随着医学的发展,不孕女性通过治疗后的怀孕率可达 30%～50%。因此,女性应对不孕症有一个正确的认识,一旦发现不孕应积极诊疗,以增加受孕的概率。

 ## 为什么不孕症限定为 1 年

大量的统计资料显示,年轻夫妇正常性生活后,一个月的妊娠概率仅为 25%,半年约为 50%,一年增至 88%。从统计结果看,婚后 1 年内受孕率最高。因此,有人主张将不孕症的时间定为 1 年。

传统把婚后 3 年以上未孕者诊断为不孕症,有专业教材定义是:"凡女子婚后未避孕,夫妇同居 2 年以上,有正常性生活,配偶健康而未受孕;或曾有过妊娠,而后未避孕,又连续 2 年未再受孕者,称不孕症。"前者称原发性不孕,后者为继发性不孕。20 世纪 70 年代后,国际妇产联合会将确定不孕症的时间缩短为 1 年,近年诊断不孕症所需婚后时间有日益缩短趋势。美国不孕学会建议,婚后夫妇同居 1 年,规律性生活,未采取避孕措施而未怀孕者,可诊断为原发性不孕症;有 1 次以上分娩或流产,又经 1 年未再受孕者诊断为继发性不孕症。

造成不孕症的原因是多方面的,盲目的治疗或者只治表层,都不能从根本上解决问题。临床上需根据患者不同的原因症状,本着"专病、专人、专治"的原则,因人因病科学地制定个性化治疗方案,才能给众多不孕不育家庭带去福音。

 ## 不孕症的发病率高吗

众所周知,不孕症在全球育龄女性中发病率越来越高,不少家庭因求之不得而四处奔波辛苦求子。人们不禁要问:不孕症的发病率究竟有多高?

其实早在 20 世纪 50 年代,就有人曾利用人口统计学的资料进行估计,认为 20～40 岁的女性不孕症的发病率为 15%。20 世纪 70 年代末到 80 年代初,各国学者开始重视不孕症的问题,陆续开展不孕症患病率和病因学的研究工作,他们利用人口普查的资料进行估计,认为美国 19～49 岁的不孕症患病率是 15%,利用 45 岁以后未生育的人数来推测澳大利亚不孕症的患病率是 10%～12%;利用妇科防癌普查表进行估计芬兰 30～40 岁的妇女不孕症患病率为 15.4%。

但由于这些间接估计值存在偏差,为了准确地了解不孕症患病率和病因分类,世界卫生组织于 20 世纪 80 年代末期在 25 个国家的 33 个中心组织了一次采用标准化诊断的不孕症夫妇调查。结果表明:发达国家有 5%～8%的夫妇受到不孕症的影响,发展中国家一些地区不孕症的患病率可高达 30%。全世界的不孕患者人数为 8 000 万至 1.1 亿。

在我国虽然缺乏详细的大样本调查统计数据,但有学者在 20 世纪 80 年代初期对某些地区调查统计不孕率为 1.2%,而到 80 年代后中期该地区的不孕症发病率上升到 2.4%,实在惊人。我国各省、市、自治区的发病率相差亦甚大,最低约 4%,最高约 19%,平均约 10%,形势相当严峻。

生活水平提高与不孕症增加有何关系

育龄夫妇都想知道:为什么生活日益富裕、经济条件不断改善、医疗服务水平不断提高的情况下,不孕症的发病率不减反增呢? 专家解释可能与下列因素有关。

(1) 生活节奏的紧张、工作上的压力以及不良的生活习惯等因素直接或间接地影响内分泌功能和生殖能力,使女性出现排卵、输卵管运输等功能障碍,不孕症发病率也因此不断升高。

(2) 人们生存的环境受到污染,空气质量越来越差、噪声污染越来越严重、饮食安全越来越令人担忧等,这些都在悄悄地毒害着人类的生育能力。

(3) 淋球菌、支原体、衣原体等病原菌侵入身体,引起感染,使子宫颈炎、输卵管炎等感染性疾病发生,大大降低了女性生育能力。

(4) 青春期年龄提前、生育年龄普遍延迟、婚前性行为和人工流产率明显上升等导致继发性不孕症患者增加。

当代,人们的生活水平不断提高,医疗条件越来越好,女性不孕症患者却在增多,这不得不引起我们的高度重视。专家特别提醒人们要注意和避免上述不良因素,保护自己的生育能力,让自己有个健康的体魄,以承前继后,更好地传递"香火"。

 ## 受孕的必备条件是什么

受孕是一个复杂的生理过程,是夫妻双方的事情,它需要夫妻双方都具备生育的优良条件。

1. 优良的种子

(1)男性睾丸能生产正常的精子。男性在受孕过程中,最重要的就是提供精子。因此,男性必须保证健康的身体,在夫妻行房时能顺利地射精,且精液的分泌必须正常,精液中含有正常数量、形态和活力的精子。

(2)女性卵巢能排出健康的卵子。正常育龄女性具备两个卵巢,每个月经周期都有一个健康成熟的卵子排出,若因各种原因导致卵巢功能异常不能产生卵子或卵子质量下降,女性则会降低或失去孕育能力。

2. 生殖道路必须畅通无阻 男性输精管道必须保持畅通才能排出精子。输卵管是女性生殖系统的重要组成部分之一,具有输送精子、卵子和受精卵以及提供精子储存、获能、顶体反应和受精场所等生理功能,女性输卵管也必须通畅无阻,这样才能使精子与卵子顺利相遇受精。

3. 适宜的土壤 卵子受精后,一边发育一边向子宫方向移动,3~4天后到达子宫腔,6~8天就在子宫内膜上着床,然后发育成为胎儿。受精卵的发育和子宫内膜的生长是同步进行的,如受精卵提前或推迟进入宫腔,子宫内膜就会不适合受精卵的着床发育,也就可能导致流产的发生。子宫畸形、子宫黏膜下肌瘤、子宫内膜炎、子宫内膜结核、子宫内膜息肉、宫腔粘连等均能影响受精卵着床,导致不孕。

4. 正常环境(内分泌) 由卵巢分泌的类固醇激素,对卵母细胞发育、排卵及受精后着床、胚胎发育起支持作用。女性排出的卵子,其发育需要卵巢分泌的雌激素营养,排卵后卵巢形成的黄体能分泌黄体酮,对女性早期妊娠的维持非常重要。

不孕给女性带来哪些危害

现如今，人们依然信奉"不孝有三，无后为大"的传统观念，不孕对于很多家庭来说，都是一个致命的打击。女性朋友如果患上不孕症，就犹如被判了无期徒刑。她们不仅要面对公公婆婆的催促，还要面对外人的指指点点。

1. 给女性心理带来伤害　每一位女性，都想拥有属于自己的健康可爱的孩子。如果女性不能生育，将会给女性本人的心理带来很大的伤害与打击。

据相关资料统计显示：不孕女性罹患心理疾病的概率比已育女性高出十多个百分点。特别是膝下无子的老年女性更是心理疾病的高发人群。

2. 可能是妇科疾病征兆　女性不孕多与一些妇科疾病相关，例如子宫肌瘤、附件炎、盆腔炎、子宫内膜炎、输卵管炎、外阴炎、阴道炎、输卵管肿瘤、输卵管粘连、输卵管堵塞、卵巢囊肿、卵巢早衰等。如果女性不及时到正规医院做明确诊断，对因施治，潜在不孕背后的疾病会逐渐加重，引发更严重的后果。

3. 与女性寿命长短有关　据众多权威医疗机构调查统计，已生育的女性的平均寿命，要比未生育的女性多3～6年。具体原因，目前医学界尚没有明确定论。

这些事实可以说明一个问题，孕育是女性的使命，也是身体的正常生理程序，对身体或多或少会有潜移默化的影响。

4. 对家庭和社会有影响　孩子是夫妻爱情的结晶，也是一个家庭的快乐源泉。没有孩子的家庭，其幸福指数不会很高，稳定指数也会很低，这势必会成为社会不和谐的一个重要因素。

 ## 月经初潮年龄与婚后受孕有无关系

你还记得自己青春期的初潮是在什么时候吗？正常情况月经初潮是在12～15周岁。不过有些女生月经初潮的年龄会相对较早或者较晚，并伴有经期紊乱的一些症状。这对于女性来说真的是一件麻烦事，因为初潮的年龄与你婚后成功受孕概率有着密切的关系。

少女初潮是卵巢已经有了生育功能的表现，女孩子月经初潮平均年龄为 13 岁,初潮年龄与营养、遗传以及地域都有一定的关系,大多在 12~15 岁都是正常的。但是生活水平、遗传、身体营养、健康状况等因素,都会影响女性的初潮年龄。如果女性的月经初潮发生在 11 周岁之前或者 16 周岁以后,或者一直没有行经,这些都有可能导致女性在婚后受孕困难。

女性的月经初潮如果发生在 11 周岁之前,且在平时的月经周期常常不规律,这一类女性发生多囊性卵巢的可能性比较大;如果女性的月经初潮是在 16 周岁之后才出现的,或者超过了 18 周岁月经尚未来潮,这一类的女性有可能是卵巢子宫发育不良;如果一直没有来月经,那么可能是先天性无子宫、先天性卵巢功能不全、先天性无阴道或者处女膜闭锁等,除了处女膜闭锁,其他都会导致婚后的孕育困难。

专家表示,即使是处女膜闭锁,如果不及时发现、治疗,那么经血和宫颈黏液就会越积越多,逐渐弥漫到子宫、输卵管、甚至腹腔,受到经血的刺激引发脏器的水肿、粘连,致使输卵管伞部闭锁,处女膜闭锁如未经治疗,因无法性交,精子无法进入,导致不孕。所以,月经初潮年龄不在正常范围的女性一定要及早去医院检查诊断。

自然流产的征兆是什么

1. **阴道出血** 流血或渗血,是自然流产征兆。在妊娠 3 个月内流产者,绒毛和蜕膜分离,血窦开放,故早期流产者均有阴道流血,而且出血量往往较多。晚期流产者,胎盘已形成,流产过程与早产相似,胎盘继胎儿分娩后排出,一般出血量不多。

2. **腹部绞痛** 通常轻微的腹痛可以卧床休息,但若是剧烈腹痛或是伴随阴道出血等症状,则可能出现发生流产了。

3. **早期破水** 孕妇羊膜破裂、羊水流出,子宫颈扩张,子宫不断收缩并有出血现象等都是早产现象。

4. **子宫收缩** 怀孕中、晚期孕妇,如果感觉子宫收缩的频率越来越密集,甚至达到了 10~20 分钟收缩一次的规律、密集收缩,或是收缩时感到疼痛等,都要特别注意。

5. **腰酸、腹部下坠** 孕妇觉得腰部酸痛、腹部有下坠感等异状,若此种情况持续,最好立即就医。

6. 感染　泌尿道感染及生殖道感染会引发流产。泌尿道感染会有尿频、发热、上厕所时会痛等症状，分泌物常常发出恶臭、阴部瘙痒。

专家提醒患者：对于孕妇来说，在怀孕初期，最担心最害怕的就是发生自然流产。因此，如果孕妇一旦发现腹痛或阴道流血，需及时就医。

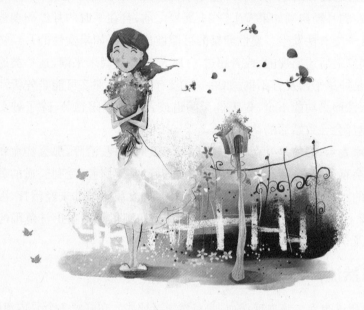

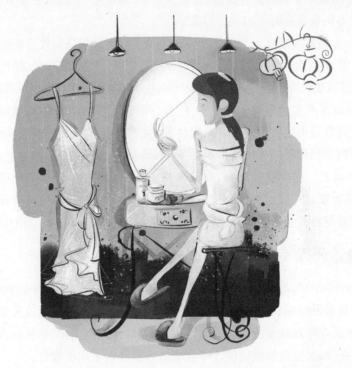

不孕的症状有很多,有的直接通过肉眼就可以看出,而有些却要通过相关的检查。不孕,家庭幸福的"隐形杀手",社会稳定的"定时炸弹"。我们该如何将它揪出来?

女性不孕症有什么临床体征

女性不孕症不仅让患者承受着巨大的心理痛苦,同时也让她们承受了生理上的痛苦,充分了解不孕症的临床体征可以帮助女性及早发现疾病,接受治疗,尽早摆脱疾病的困扰。

1. 月经紊乱　月经提早或延迟,经量过多、过少,经期延长等。

2. 闭经　年龄超过18岁尚无月经来潮;月经来潮后因某种病理性原因

停经超过 6 个月以上者。后者按病变部位又有子宫性、卵巢性、垂体性、下丘脑性之分。

3. 痛经　子宫内膜异位症、盆腔炎症、子宫肌瘤、子宫发育不良、子宫位置异常等疾病存在时可出现行经腹痛。

4. 月经前后诸症　为了预防不孕，当女性月经前后周期性出现经前乳胀、经行头痛、经行泄泻、经行水肿、经行发热、经行口糜、经前面部痤疮、经行风疹块、经行抑郁或烦躁等一系列症状时，一定要去医院检查内分泌情况以及黄体功能。

5. 白带异常　白带出现增多、色黄、有气味、呈豆腐渣样或水样等异常状况时通常是由阴道炎、宫颈炎、附件炎、盆腔炎及各种性传播疾病引起，而这些疾病又都可不同程度地影响受孕。

6. 溢乳　在非哺乳期内，女性乳房会有乳汁溢出，可能是丘脑功能不全、垂体肿瘤、甲状腺功能低下、慢性肾衰竭等疾病的症状，也可能是因为女性服用避孕药及利舍平等降压药引起的。

确诊不孕症需要做哪些检查

治疗不孕症，准确、合理的检查是关键。对于初次就诊的不孕症患者，男方可选择在排精后 3～7 天、女方选择在月经干净后 3～7 天或月经来潮的第 2～4 天来医院接受检查。一般情况下，经详细询问病史、妇科检查及阴道 B 超检查后，医生会根据病情选择性地给患者做以下几项检查。

1. 精液常规化验　这是不孕症夫妇第一步应做的检查，检查前应禁欲 3～7 天。精液常规分析是一项最基本的检测男性生育能力的项目。如果精液化验结果不正常，至少还需要再查 2～3 次。

2. 测量基础体温　卵巢在排卵后分泌孕激素，而孕激素有升高体温的作用。在每天睡醒后立即测体温并画出体温变化线，从中可以看出有无排卵。正常女性在月经期后，一般体温在 36.5℃上下，排卵日可达到最低点，继而上升 0.3～0.5℃，维持 12～16 天，然后在月经前一天或第一天下降至低水平。这种前半段低、后半段高的基础体温称为双相体温，表示有排卵。若后半段体温不升高，则称为单相体温，表示未排卵。

3. 观察宫颈黏液　子宫颈腺体的分泌随着卵巢周期的影响，也有周期性变化。月经后黏液量少而黏稠，排卵期黏液稀薄、透明。放在玻璃片上干燥后,于显微镜下可见到羊齿状结晶。

4. 子宫输卵管造影术　主要是检查输卵管是否通畅,适应于无急性盆腔炎、阴道炎等疾病的不孕患者。检查时间为月经干净后 3～7 天内(注意:检查前避免过性生活!)。

5. 血液性激素测定　不孕症及妇科内分泌疾病患者应做此检查。有月经者在月经第 2～4 天上午空腹抽血,闭经者可随时空腹抽血检查,男性严重少弱精症、无精子症、性功能减退、勃起功能障碍者应做此项检查。

6. 子宫内膜活检　子宫内膜是受精卵着床的部位。取子宫内膜做活检,可了解卵巢有无排卵及分泌期的情况,同时还可了解内膜有无炎症、息肉及癌等病变。

免疫性不孕症有什么临床表现

导致不孕的因素有很多,免疫因素可作为不孕的唯一原因或与其他病因并存。严格来说,免疫性不孕并不是一种病,而是精子无法适应女性的阴道环境而导致。这几年来,免疫性不孕让很多女性痛失孕育的机会。

广义的免疫性不孕症是指机体对下丘脑-垂体-卵巢(睾丸)轴任一组织抗原产生免疫,女性可表现为无排卵、闭经,男性可表现为精子减少或精子活力降低。通常所指的免疫性不孕症是指狭义的,即不孕夫妇除存在抗精子免疫或抗透明带免疫外,其他方面均正常。

1. 内分泌失调表现　患者午后会出现潮热、晚上睡觉盗汗、尿黄便秘、五心烦热等,经常会感觉到身体虚弱,出现肺脾气虚,经常感觉到头晕,身体不舒服。

2. 气血不畅表现　患者多会出现月经不调(周期及经量的异常)、痛经、面部出现色斑沉着、胸闷等症状。

3. 患者抵抗力下降　患病者比较容易感冒发热、腹痛腹胀、咳嗽、恶心、咽痛、头昏盗汗等。

卵巢功能下降的症状有哪些

卵巢是女性的性腺,主要功能是排卵和分泌雌性激素,维持月经周期、生育能力和女性特征。女性一旦出现卵巢功能下降,其受孕能力会大打折扣。

在女性的体内存在一条轴，从上到下分别是下丘脑-垂体-卵巢，这三部分之间相互制约、相互影响，每一个器官的分泌功能都受上一个的影响，任何影响这三部分的因素都会影响卵巢的功能。

一般来说，卵巢功能下降会出现以下这些症状。

1. 皮肤　皮肤干燥，没有光泽度，易长痘，长斑，容易衰老。

2. 身体　月经失调，痛经，白带增多，分泌物有异味，内分泌紊乱，易出现更年期综合征（心悸气短、潮热出汗、烦躁易怒、头疼头晕、失眠多梦、健忘、多疑），乳房松弛、下垂、外阴发育不良，夫妻生活不协调，阴道干涩，性冷淡。

3. 情绪　情绪不稳，易生气。

 ## 临床上是怎么诊断排卵障碍的

临床上判断排卵障碍一般采用测基础体温、尿排卵试纸自我监测、宫颈黏液检查、阴道脱落细胞检查、子宫内膜检查、血清激素测定以及超声检测卵泡这几种方法。

1. 测基础体温（BBT）　排卵障碍基础体温为单相，有排卵为双相。BBT监测排卵方法简单、经济，但预测排卵不准确，误差为提前或错后4天。80%～90%排卵者BBT为双相，另有10%～20%的排卵正常者BBT为单相；而且个别BBT检查者为双相的却无排卵，如未破裂卵泡黄素化综合征（LUFS）。

2. 尿排卵试纸自我监测　此方法检查，但是准确率并不十分准确，一般不作为临床诊断，仅供参考。

3. 宫颈黏液检查　月经后半期宫颈黏液仍为羊齿植物状结晶，无椭圆体，为无排卵。

4. 阴道脱落细胞检查　阴道上1/3的上皮细胞对性激素变化敏感，在月经周期中也有周期性变化。如果月经后半期检测阴道脱落细胞仍为雌激素影响的角化细胞多而无周期性变化，表示无排卵。该方法操作繁琐，准确性差，目前应用很少。

5. 子宫内膜检查　受卵巢雌、孕激素的影响，子宫内膜厚度会随着月经周期而呈周期性变化,根据这一特性,临床上医生会根据内膜变化情况判断是否有排卵。如果月经前或来月经12小时内做子宫内膜检查为增殖期改变,表明无排卵。近年人们发现一种特殊情况,即假性黄体功能不全,指由于子宫内膜缺乏P受体,无分泌期改变,子宫内膜检查为增殖期改变,但患者依然可以正常排卵,且黄体功能也正常。

6. **血性激素测定** 月经不同阶段,性激素的水平是不同的,分析血清性激素水平是否正常,一定要考虑抽血时间。①月经中期(排卵期),主要观察是否出现LH峰($>$40 U/L),和E_2峰(400 ng/L);②月经第21天(或来月经前7天),主要观察孕激素和雌激素水平,P$>$5 ng/L表明有排卵,P在6～10 ng/L,虽有排卵,但存在黄体功能不足,P$>$10 ng/L则正常;③月经第9天检测,如果FSH、LH$<$15 U/ml、$E_2$$<$100 ng/L,则卵泡发育不良,不排卵的可能性大。当然,其他时间检测血清性激素,也能判断排卵是否正常,比如PRL、T升高,LH/FSH$>$3等(非排卵期)。

7. **超声卵泡监测** 超声可分辨2～4毫米的卵泡(阴道超声更清楚)。一般从月经周期第9天开始,1～3天观察1次,通过连续观察,可看到卵泡逐渐长大,并向卵巢表面迁移,第9～12天可确定优势卵泡($>$14毫米),排卵前卵泡每天长2～3毫米。成熟卵泡18～24毫米(自然周期17毫米,人绝经期促性腺激素促排卵$>$18毫米,克罗米芬促排卵$>$20毫米),位于卵巢表面。

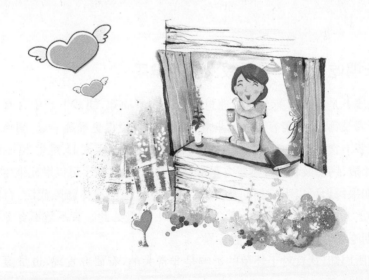

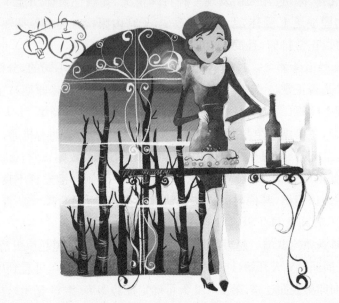

能够导致不孕的因素越来越多,如饮食、环境、心理等。正是这纷繁复杂的致病因素,使得不孕症的发病率越来越高。这些因素,你又了解多少呢?

 ## 长期吃胡萝卜会导致女性不孕吗

胡萝卜是众多爱美女性的理想食品。众所周知,胡萝卜当中含有大量的维生素及钙质,对美容与健康非常有利。如果说得更准确一点,胡萝卜当中的胡萝卜素,及维生素 B_1、维生素 B_2、维生素 C、维生素 D、维生素 E、维生素 K、叶酸、钙质及食物纤维等含量都是非常丰富的,几乎可以堪比维生素药丸了,如果每天可以喝一杯胡萝卜汁,可以有效提高机体新陈代谢,自然地降低体重。可是,凡事都有个度,食用胡萝卜也是如此。有不孕不育专家认为,长期吃胡萝卜容易导致女性不孕。

众所周知,饮食对于怀孕的影响是非常大的,有研究发现,过量摄入胡萝卜素会影响卵巢的黄体素合成、分泌量减少,有的甚至会造成无月经、不排卵,或经期紊乱的现象。相关研究人员对此解释,这可能是胡萝卜素干扰了类固醇合成所造成的状况。

需要提醒的是,胡萝卜不宜做下酒菜,饮酒时也不要服用胡萝卜素营养剂,特别是在饮用胡萝卜汁后不要马上饮酒,以免危害健康。因为胡萝卜中丰富的胡萝卜素和乙醇一同进入人体,就会在肝脏中产生毒素,从而损害肝脏。

吃黑棉子油也会导致不孕吗

黑棉子油是一种未经加工处理的棉子油,其棉酚的含量超过国家规定标准的 10～90 倍,而棉酚对育龄男女的生育能力都有一定的伤害。首先,它对男性的生精功能有明显的抑制作用,会引起少精和死精,继之使精子细胞、次级精母细胞受累,引起无精子。然后影响到初级精母细胞、精原细胞,甚至睾丸支持细胞和间质细胞,导致生育能力丧失和性功能衰退,造成终生不育。同时,棉酚对女性子宫内膜也有直接的伤害。它可以破坏子宫内膜,使内膜萎缩,血液循环减少,子宫变小、变硬,引起闭经,使孕卵不能着床,或即使着床也会因营养缺乏而死亡。

所以,预防此类的不孕不育症最根本的措施就是避免吃黑棉子油,生棉子油必须经碱处理除去棉酚后才能食用。对于曾经吃过黑棉子油但时间不长的夫妻,无须太过紧张,只要立刻停止继续食用,一般不会造成不孕。

女性长期吃素会导致不孕吗

为了保持完美的体型,一向坚持素食主义的演员大 S 为了怀孕生子,不惜戒掉多年的素食习惯,开始吃肉。这使得长期吃素容易导致不孕的问题开始得到众多育龄女性的关注。那么,素食主义对生育到底有没有影响呢?

素食不是导致不孕的必然因素,但会影响受孕却是不容置疑的。素食分为两类,一类是"蛋奶素食",也就是仅仅不吃动物的肉及其制品,蛋类和奶类仍然正常食用。另一类是"严格素食",所有的动物性来源的食物都不能吃,包括奶类和蛋类。蛋类和奶类都是很好的蛋白质来源,并能提供丰富的钙质和蔬果中相对贫乏的脂溶性维生素,所以蛋奶素食主义者的饮食质量是可以做到不逊色于普通肉食者的。而严格素食主义者,可以从豆类和豆制品中获得充足的蛋白质,坚果和绿叶蔬菜也能替蛋奶提供充足的钙质和部分脂溶性维生素。哪怕是纯植物性食物中不存在的维生素 B_{12},也可以从发酵食品或者菌类中获得。可惜这只是理想状态。在没有科学饮食指导的情况下,素食者要做到完全的营养均衡还是有一定困难的,加上一些女性因为减肥的关系,机体脂肪比例过少,或者短期内体重下降过快,从而导致雌激素水平不足,以致出现月经紊乱甚至闭经,卵巢不排卵,宫颈黏液变少且不是很稀薄等问题,受孕的概率自然会下降。

值得说明的是,虽然素食主义者因为饮食的单一,比一般的人更容易出现雌激素水平紊乱,影响受孕,但临床上很少见到单纯因为吃素而不孕的人。对于不孕的素食主义者,除了考虑饮食的因素,也要留意其他的情况,比如先天性的缺陷、生殖系统的炎症、卵巢功能的衰退,以及一些焦虑、紧张等精神因素。素食的人要注意科学地安排饮食,避免营养摄入的失衡,如出现不孕症状,最好到正规的医院寻求专业的帮助。

 ## 缺锌会导致不孕吗

缺锌会导致不孕吗?答案是肯定的。人体生长发育和维持正常生命活动所需要的金属元素很多,但与受孕息息相关的则是锌。

专家介绍,锌具有影响垂体促性腺激素分泌,促进性腺发育和维持性腺正常功能的作用。育龄女性如果缺锌则会出现乳房不发育,没有月经的情况。怀孕中的女性如果缺锌,对胎儿的危害是非常大的,同时,血锌水平还可影响到孕妇子宫的收缩。血锌水平正常,子宫收缩有力;反之,子宫收缩无力。另外,缺锌也是导致孕妇产后抑郁的重要原因之一。

其实,锌不仅对女人至关重要,也是导致男性不育的重要因素。锌在男子性腺和精子中的浓度非常高,对于精子的外层和尾部的形成具有重要的作用,还和精子的产生、发育、成熟有密切关系。临床调查发现,缺锌的男性患者很容易患上勃起功能障碍与不育症。

 ## 女性饮酒会影响生育吗

饮酒不仅会对人体心脏、肝脏等多种器官有损害,而且还会对生殖功能产生影响。现代医学认为，大量饮酒，人很快会由兴奋期转入抑制状态，此时过性生活男性容易发生勃起功能障碍。而且，乙醇也会影响女性卵子的发育和成熟，大大增加女性生下痴呆儿的概率。

乙醇对人体肝脏和男性睾丸的直接影响人所共知。研究发现，慢性乙醇中毒的患者会出现睾丸萎缩，导致精液质量下降。而且，醉酒一次让男士精子受到的伤害并非一两天就能恢复，如果要恢复到喝酒前的精子质量，至少需要 3 个月。专家认为，有生育计划的男子，至少要在醉酒以后 3 个月才可让妻子受孕，以保证胎儿的健康。

乙醇不仅会影响女性卵子的发育和成熟，还可引起月经不调、闭经、卵子生成变异、性冷淡甚至直接导致女性停止排卵。研究还发现，乙醇可通过胎盘传至胎儿体内，乙醇的代谢产物乙醛可以阻止胎儿吸收母体葡萄糖和维生素 B，缺少这些元素会致使胎儿生长发育迟缓以及智力发育受损。另外，乙醇的危害与饮酒的时间和酒量有关，一般来说，越是接近妊娠期，饮酒的量越多，其危害程度也就越大。

 ## 女性吸烟会影响生育吗

吸烟有害健康，这是人人皆知的道理。吸烟几乎损害人体的全部器官，如神经系统、呼吸系统、循环系统、泌尿系统以及其他重要器官，这些损害对男女双方都是相同的。然而，由于其特殊的生理结构，吸烟也会对女性生育带来一定的影响。

据有关研究显示，吸烟女性受孕概率比不吸烟的女性低 30％，抽烟也会让男性精子的致孕率大大降低。每天吸烟 10 支以上的女性不孕率为10.7％，而不吸烟的女性不孕率只有 5.4％，由此可见，吸烟与不吸烟的女性相比，患不孕症的可能性要高出 1 倍多；如果夫妻双方都吸烟，那么不孕的可能性会提高到 5.3 倍。

怀孕是一个自然的生理过程，大多数女人都能轻松度过这一时期，而吸烟的女人却不同，很容易发生不孕以及妊娠并发症。

长期吸烟会伤害女性身体的整个内分泌系统，影响卵巢的功能，导致内分泌性不孕症。我们都知道，吸烟的女人易容貌早衰，而这只是身体内分泌系统备受摧残的外在表现。内分泌失调会引发卵巢功能衰竭，甚至绝经期提前等。女性在吸烟时将同时吸入一种多环芳香烃毒素，从而引发卵巢功能衰竭导致不孕症。

此外，即使已经怀孕，吸烟也会对胎儿的发育和健康产生不利影响。烟中的尼古丁及一氧化碳会使胎盘的供血减少，胎儿容易产生在子宫内生长迟滞的危险，同时早产，甚至流产的概率也会增加。据有关资料统计，抽烟的孕妇生下低体重儿（出生体重低于2 500克）的概率是不抽烟孕妇的2倍左右，而婴儿出生体重过低主要原因则是子宫内生长迟滞及早产。外国曾做过有关调查，结果发现30%～40%的猝死婴儿与母亲在怀孕期间有关，在怀孕期间吸烟的女性生下的婴儿发生猝死的危险性要比不吸烟的女性高出3倍。另据调查发现，吸烟者所生婴儿先天性心脏病的发病率为4.7%；怀孕期间如果每天吸烟10支，胎儿患癌的危险性会增加50%，患白血病的可能性将增加1倍。

吸烟不仅对胎儿有很大的危害，对孕妇本身的健康也十分不利。吸烟的孕妇在临产时出现胎盘早剥、大出血、早破水等并发症比不吸烟孕妇高出1～2倍。因此，为了孕育健康的下一代，也为了家人和自己的健康，请一定要远离烟草。

避孕药是否会引起不孕

大量资料证明，女性停服避孕药后约有77%第一次月经周期可恢复排卵，3个月经周期内恢复排卵率可达90%以上。因此，避孕药在一般情况下不会引起女性不孕。但临床上，我们也遇到很多患者在较长时间应用避孕药停药后依然不排卵，甚至出现闭经的情况，这是怎么回事？

避孕药主要分为口服及针剂两种，其主要成分都是人工合成的雌激素和孕激素。避孕原理主要是通过抑制排卵，并改变子宫颈黏液，使精子不易穿透，或使子宫腺体减少肝糖的制造，让囊胚不易存活，或是改变子宫和输卵管的活动方式，阻碍受精卵的运送，使精子卵子无法结合形成受精卵，从而达到避孕目的的一种药物。

正常情况下，女性卵巢分泌雌激素，是子宫内膜由薄变厚，但是服用避孕药后，药物中的孕激素成分会干扰雌激素效应，子宫内膜增殖变化受到抑制，又因孕激素作用使内膜中的腺体及间质提早发生内分泌期变化，形成分泌不良的内膜，不适于受精卵的着床。另外，药物还可影响受精卵的蠕动，使受精卵的运行速度变慢，不能与子宫同步发育，影响着床。

避孕药容易导致月经紊乱，尤其是大量服用后，患者容易产生嗜睡、呕吐、头晕以及月经不调等症状。年龄较小的女性其部分内分泌生殖器官还没有发育成熟，如果服避孕药的话，会对她的卵巢、子宫的发育，包括性激素的发育产生不良影响。

专家建议，年轻夫妻最好选择常规安全的避孕方法，如男用避孕套。使用避孕药，最好短期使用，用药不宜超过半年，以免影响卵巢功能的恢复和正常受孕；对于紧急避孕药的服用，一年内不得超过两次。

 ## 为何肥胖女人易不孕

肥胖的罪证不可谓不多：不美观，可能带来多种疾病……而如今，一项最新研究又给它添加了一条罪责：女性越肥胖，成功怀孕的可能性就越低。

由于近年来人们生活水平的改变和饮食结构的变化，肥胖的发病率逐年增高，其中女性肥胖者多于男性，占已婚育龄妇女的 20％以上，所以应引起人们高度重视。为何说肥胖女人更易不孕？

（1）肥胖会使女性性欲下降，从而妨碍正常的性生活。虽然轻度的肥胖多不会影响性功能，但中重度肥胖可出现不同程度的性功能异常。肥胖者由于体内脂肪过多，会使得体内的性激素过多地沉积在脂肪组织中而无法发挥其功能，导致性欲降低。

（2）肥胖可引起女性内分泌功能紊乱。性激素合成和分泌的改变会造成月经异常、排卵障碍，从而影响生育。许多女性因为长期的减肥不当，或者减肥无效而产生严重的心理负担，还有一些来自朋友、父母或者伴侣的压力等，这些不当的心理因素，最终导致月经不调，闭经，排卵异常等情况。

（3）肥胖还会导致延迟怀孕。有调查发现肥胖妇女在没有采取避孕措施的情况下，比正常体重妇女平均怀孕的时间推迟长达 9.5 个月。

（4）肥胖往往是女性多囊卵巢的症状。多囊卵巢综合征是一种生殖功能障碍与糖代谢异常并存的内分泌紊乱综合征。持续性无排卵、多卵泡不成熟、雄激素过多和胰岛素抵抗是其重要特征，一般会有肥胖多毛的特征，严重影响女性受孕。

女性过度健身容易导致不孕吗

适量的运动不仅有助于身体健康,还能帮助提高女性生育能力。而研究发现,女性如果健身过度,可能导致不孕。

挪威有研究人员曾调查了 3 000 名女性,了解她们锻炼身体的频率、时间长短和锻炼强度等健身习惯。10 年后,再统计她们的生育情况,发现过度健身的女性出现生育问题的可能性是适度健身女性的 3 倍。

对此,研究人员解释说,过度健身对年轻女性影响更大。在 30 岁以下健身最多的女性中,25%在尝试怀孕的第一年没有取得任何“成果”,而挪威全国平均只有 7%的女性在尝试怀孕第一年失败。

专家介绍说,从多年的临床经验来看,过度健身的女性生育能力普遍较低。有两类女性最不容易怀孕,一类是几乎每天锻炼身体的女性,另一类是每次健身都累到体力透支的女性。其中,兼具两类特质的女性不孕的风险最高。

 ## 运动不当也会导致不孕吗

都知道适度的运动不仅有利于健康,帮助女性保持完美的身材曲线,还有利于提升女性的“孕”力,所以很多女性都在乐此不疲地进行各项运动。其实,运动不当,如不合理的运动方式、运动量、运动时间等,对女性的伤害是很大的,甚至还有可能造成女性不孕。

1. 强度 剧烈运动会抑制下丘脑功能,造成内分泌系统功能异常,影响体内性激素的正常水平。因此,从事较大运动量的女性,月经异常者占相当大的比例,多表现为月经初潮延迟、周期不规则、继发性闭经等。尤其是举重等训练可使腹压增加,引起子宫暂时性下降。若长期超负荷运动,就会发生子宫脱垂。另外,过于剧烈的运动还可能使月经血从子宫逆流入盆腔,随之逆流的子宫内膜碎屑就可能种植在卵巢上,形成卵巢巧克力囊肿,不仅导致痛经,还可引起不孕。

2. 方式 进行自行车运动时,如车座不适合,外阴部长久与车座摩擦,易发生外阴部血肿,严重者可伤及尿道、阴道,甚至盆腔。

3. 场所 游泳时如选择卫生状况不合格的泳池,很有可能会使女性出现阴道感染。

4. 运动量不足　职业女性久坐会导致盆腔的血液回流长期不畅,久而久之会出现慢性盆腔充血,造成盆腔部位局部抗病能力下降,继而出现盆腔炎症。

所以,女性健身需根据自身体质特点选择运动项目,并掌握好运动强度和时间。经期要适当减少运动量和运动时间,来月经的最初 1～2 天,可以参加运动量不大的徒手体操、乒乓球等活动。随着血量的减少,可逐渐加量至恢复正常锻炼。

 ## 哪些不良心理会增加受孕的难度

专家提醒广大育龄女性,当心情不好,或者过度疲劳的时候多会出现体内的激素值变动,有可能会影响到排卵以及月经周期,从而降低受孕的概率。那么,具体哪些不良心理会影响受孕呢?

1. 悲观心理　因为长时间的备孕没有收获意外的惊喜,使得男女双方开始悲观失望,对性生活也失去了兴趣,从而导致夫妻性生活不和谐,更增加了受孕的难度。

2. 抑郁心理　不孕患者通常会因承受来自各方面的压力,从而让自己背上很重的精神包袱,最终抑郁成疾,更难受孕。

3. 焦急心理　因为盼子心切,很多人便手足无措,甚至病急乱投医。这种缺乏规范的检查和治疗的做法很容易使患者丧失了最佳治疗时机,以致不孕不育。

4. 恐惧心理　某些神经质类型患者,由于多方面的原因,对性刺激敏感,性生活怕痛,甚至恐惧性生活,出现阴道痉挛,无法进行性生活,往往造成多年不孕。

5. 紧张心理　性生活时,如夫妇双方出现精神紧张,也会影响性生活的顺利进行,最终导致不孕。

6. 怕羞心理　很多患者由于思想闭塞、存在怕羞心理,不敢到医院检查。等年龄大了,心里急了,只好硬着头皮寻求医生的帮助,错过了最佳治疗时机。

7. "幻想"心理　有些女性结婚多年未孕,突然出现闭经,继而恶心呕吐、食欲不振,类似早孕反应,停胎 4～6 个月时自觉出现"胎动",继而脂肪肥厚,腹部膨胀,这其实就是所谓的"幻想妊娠",而并非真正的妊娠。对此,专家解释说,正是这种幻想心理,通过下丘脑-垂体-性腺轴,破坏了体内正常的内分泌环境,引起了体内的孕激素增高,而使排卵抑制,故出现闭经。由于心理矛盾可转换成躯体症状,故可表现恶心、呕吐、胎动等症状,医学心理学上称为"转换性癔症"。

精神高度紧张会影响受孕吗

精神因素所致的不孕,又称为"心理性不孕症"。受城市生活节奏快、竞争激烈的影响,很多女性精神过度紧张,常常会因此引起排卵紊乱。如果本身生育能力比较弱,就更不容易受孕。因此,较大的精神压力在怀孕过程中起到了严重的阻碍作用。

我们在生活中,经常可以见到一些女性,很长时间没受孕,领养了一个孩子之后,不久却怀孕了,这是为什么? 原因在于她们在领养孩子之后,精神比较放松,考虑这方面的事就比较少,精神压力的减小让她们的内分泌恢复正常,按中医说,就是气血疏通了,这样她们反而更容易怀孕。

造成不孕不育的诸多因素当中,精神心理因素是一个重要的原因。从女性来讲,精神心理因素可以通过神经影响下丘脑,从而引起下丘脑-垂体-卵巢性腺轴功能失常,影响性激素的分泌。如果说性腺轴功能失常了,就会影响激素的分泌,女性排卵会因此受到抑制,甚至造成闭经,也可使子宫和输卵管发生痉挛性的收缩,子宫颈分泌发生异常,盆腔内的血管扩张,或者有淤血。如果盆腔充血的时间比较长,血液就向外溢出,侵入盆腔的疏松结缔组织中,刺激组织增生,从而影响生育。

所以,在治疗不孕不育方面,除去注重器官和各项指标的检查之外,我们还要注意到心理方面的调整,只有乐观、开朗的精神状态,才有利于各项生理功能的发挥,当然,也包括生殖功能的正常。

哪些装修污染可能会导致不孕

专家认为,新装修的房子至少需要晾半年才能入住,尤其是育龄女性,一定要警惕新房的装修污染对自己生育能力的伤害。临床上已出现不少这样的新婚夫妇,他们长时间不怀孕,检查却又查不出原因。后在医生的建议下,换了生活和工作环境后顺利怀孕了。这样的夫妇基本都是因为新房装修污染所造成的经久不孕。

目前,室内装修最常见的有害物质主要包括甲醛、氡气、苯并芘、苯、二甲苯、放射性材料等,它们对人体的伤害主要包括:①甲醛会引起女性月经紊乱和排卵异常,还有可能致癌;②苯虽有芳香气味,但人体吸入后会引起嗜睡、头痛、呕吐等,孕妇长期吸入苯还会导致流产或胎儿畸形;③放射线会使睾丸生精功能受到损害,导致生精障碍和染色体畸变,进而导致男性不育和胎儿畸形。

所以,专家提醒,新装修的房子至少要通风晾6个月,入住后要注意经常通风,加快污染物散发,并在家里摆放植物,帮助净化家里的空气。入住新房后,如果觉得家里有刺鼻的味道,或者眼睛感到刺激,早晨起床觉得憋闷、恶心,甚至有头晕目眩的异常感受,说明家里很有可能有装修污染,最好请专业部门检测一下。

 ## 噪声污染也有可能破坏好孕吗

现实生活中因为环境污染的因素导致不孕不育的案例数见不鲜,如辐射、高温等,但因噪声污染所造成的不孕不育,却没有引起很多人的重视。

曾有不孕不育专家表示,高强度的噪声对人体健康的伤害很大,不仅会损害听觉,对神经、心血管、内分泌、消化等系统,以及视觉、智力都有不同程度的影响,还会影响人类的生育能力,造成不孕不育。在内分泌方面,强噪声会使人出现甲状腺功能亢进,导致肾上腺皮质功能增强,基础代谢率升高,性功能紊乱,月经失调等,进而影响生育功能。

对男性而言,长期生活在70~80分贝的噪声下,性功能趋向减弱;生活在90分贝以上的环境中,性功能易紊乱。更高的噪声会导致精液不液化或无法射精。

即使是已经怀孕的准妈妈,也难逃噪声污染的伤害。孕妇若长期接触强烈噪声,一方面会影响中枢神经系统、消化系统功能,导致头晕、头痛、失眠,加重早孕反应,甚至导致剧吐或胃溃疡。另一方面,噪声还会影响胎儿的生长,导致发育迟缓、流产、早产,出生后为低体重儿,体质虚弱、多病,长大后听力下降。

所以，对于正在备孕或者家里有孕妇的家庭，都有必要及时更换或改善遭受噪声污染的生活环境，让自己以及未来的孩子在一个健康的环境下生活和成长。

 ## 长期憋尿也会导致不孕吗

会议的时间持续太长，工作太过专注不想分神等众多原因使得越来越多的人主动或被动地养成憋尿的习惯。近年来结石的发病率不断上升，并呈现低龄化的趋势，中青年人尿路感染疾病频发都跟长期憋尿有着密切的关系。但认为长期憋尿会导致女性不孕是否也具有一定的科学性呢？

对此，相关生殖医学专家称，憋尿对女性造成的危害比男性更大，长期憋尿的年轻女性会导致严重痛经甚至引发不孕。首先，女性由于腹腔内器官结构复杂，其泌尿系统比男性更易遭受病菌侵袭。憋尿不仅会影响女性膀胱功能，造成尿路感染，还会出现尿频、血尿、尿灼热、下腹不适或疼痛等症状。其次，女性憋尿还会对生殖器官产生许多不利影响。由于女性内生殖器官与膀胱"同居"于盆腔内，子宫位于膀胱后面。憋尿使膀胱充盈，充盈的膀胱便会压迫子宫，使子宫向后倾斜。如经常憋尿，子宫后倾则难以复位。子宫后位分为三度，如果膀胱压迫子宫后倾为二度，就会妨碍经血流出，出现严重的痛经症状；如果发生三度后倾，还会因为子宫体压迫骶骨前面的神经丛而引起腰骶部疼痛，并可引起性交痛，严重的将会引起不孕症。

虽然临床上单纯由于憋尿造成的案例很少，但不能就此忽视憋尿对健康的损害。女性可通过以下方法来避免憋尿所造成的不良结果：①每次外出前，最好先排一次尿；②无论是工作、学习还是开会期间，要尽量选择一个"中场休息"时间，让自己"方便"一下；③在憋了一段时间的尿之后，除尽快将膀胱排空外，最好的方法就是再补充大量的水分，强迫自己多几次小便，以通过这种冲洗作用，避免膀胱内细菌的增生。

 ## 女性在月经期间过性生活会导致不孕吗

月经期间女性身体抵抗力较弱，过性生活会引发炎症，妇科专家提醒：为了女性健康，必须禁止月经期间过性生活。

1. 容易引起生殖系统感染　女性月经来潮时子宫内膜剥离脱落。如在经期过性生活,很容易将外阴及会阴周围的病菌带入阴道、子宫颈以至进入子宫。细菌在有血的地方生长和繁殖,发生炎症,引起子宫内膜炎,女性会出现发热,下腹痛,而且月经流血增多,月经期延长。

如果感染的细菌毒力很强,还可能通过子宫内膜的淋巴管扩散到子宫外,进入盆腔,引起急性附件炎(包括输卵管及卵巢)及盆腔腹膜炎,影响到以后的生育。输卵管一旦发炎即可发生粘连,重则管腔闭塞,精子不能通过则不能受孕。

2. 子宫内膜逆流入盆腔引起子宫内膜异位症　月经期间过性生活,女性高潮时子宫发生收缩,此时已脱落在子宫腔的内膜碎块可随子宫收缩的压力而进入输卵管,沿输卵管进入腹腔、盆腔,从而导致子宫内膜异位症。此病可以引起输卵管、子宫以及盆腔发生粘连,也能引起卵巢表面肥厚以及发生血液潴留,既可破坏正常卵子的发育成长,也影响排卵,最终会造成不孕。

3. 会引起免疫性不孕　月经期间过性生活,如果男性不带套,精液就会和经血直接接触,发生抗原的作用,会刺激机体免疫系统,发生体液免疫以及细胞免疫反应,导致其中的免疫细胞产生抗精子抗体。

而这种抗体可存在女性的子宫颈黏液或血液的血清之中,一旦接触到精子就容易激发身体的免疫排斥反应,阻碍精子的活动能力,精子无法与卵子结合成受精卵,所以会引起不孕。

 ## 使用避孕环后会不会造成不孕

现阶段避孕工具越来越受欢迎,并且种类越来越多,很多人会嫌避孕套麻烦,想直接上环,往往一个环可以在女性体内长达十年。上环后就不需使用其他任何办法避孕,且成功率在90%左右。但也有报道曾说,一个生育过的女人取了避孕环后却怎么也怀不上了。难道上过避孕环后会导致女性不孕?

避孕环是放置在子宫腔内的避孕装置,通常以不锈钢、塑料、硅橡胶等材料制成,有的带有铜、锌或孕激素等活性物质,是一种避孕效果较好的方法。避孕环放入子宫腔后,身体和子宫内膜有一个适应的过程,也有一部分女性放环后可能会出现白带增多、血性白带、月经量增多、月经周期不规律及下腹不适等不良反应,但这些症状多在3个月到半年内自然消失,对身体无太大影响。理论上来说,放避孕环是不会导致不孕的,临床上很多女性在取了避孕环后,很快便怀孕了。但若操作过程中出现无菌操作不严、技术不熟练、放置不妥或动作粗暴等情况,就可能使患者出现各种严重的并发症,如子宫穿孔、异位妊娠、子宫内膜炎、不规则出血、月经失调等,而这些并发症就有可能导致不孕。所以,只要在正规的医院,选择专业的医生,一般来说,放置避孕环是不会影响女性的生育能力的。

 ## 女性自慰会不会引起不孕

在男性青少年中,自慰是普遍发生的行为。其实,女性也有自慰者,不过数量不多。正因为如此,一般的医学书籍和刊物中涉及女性自慰的问题比较少。专家认为,经常自慰的女性,由于长期摩擦的结果,阴部变得感觉迟钝,甚至麻木,因而易造成性冷淡,使婚后性生活很难得到快感。同时,由于阴部长期受到刺激,常使外阴局部畸形异状,如阴蒂过大、阴唇变形肥大等,易出现婚后性生活障碍。

对女性来说,特别是性发育成熟的女性,用手触摸和刺激性器官引起快感,这是正常的生理反应。因此女性自慰只要不是习以为常,不应视为病态或淫荡行为,偶尔为之无须为此自责,忧心忡忡,内疚不已。

但是女性自慰一定要把握一个"度"和"卫生",如果自慰工具不卫生,易发生生殖道感染。有些女性喜欢用果蔬进行自慰,其残留的农药或病菌会对阴道黏膜造成严重损伤,甚至导致农药中毒;有些女性喜欢用圆滑的玻璃制品作自慰工具,结果玻璃破裂嵌入阴道,引起阴道外伤乃至大出血;更多的女性会用手指进行自慰,手指因接触多种物品难免带有许多病菌,尤其是指甲缝中藏垢带菌,后患无穷。

上述种种的不洁自慰,容易导致女性发生阴道炎、宫颈炎、子宫内膜炎以及输卵管炎,严重者还可以导致腹膜炎、败血症等反复的炎性破坏。输卵管内膜及肌层均可导致创伤,如瘢痕形成、黏膜纤毛坏死,从而导致输卵管的梗阻及蠕动功能障碍,最终造成不孕或异位妊娠的严重后果。经常自慰的女性,盆腔淤血综合征、痛经等病症的发生率也相当高。

 ## 频繁人工流产会导致女性不孕吗

由于社会的发展,性观念的改变,女性发生意外怀孕的概率变得越来越高。其实,不管是人工流产(简称人流),还是药物流产,对于正处于青春年华的育龄女性来说都是一场无妄之灾。因为如果没有在这样一场浩劫之后获得周到而合理的关怀,她们的身心健康将会受到很大的摧残。另外,频繁的流产还很有可能导致女性不孕。

很多女性在人流后不久就开始恢复正常的工作和生活,她们貌似已经和健康人一样了,其实不然。因为人流后,其内分泌变化和子宫内膜伤害对人体的打击不是一天两天就能恢复的。有一些女性在人流手术当天还会出现恶心、头晕、呕吐、面色苍白、盗汗、心慌、四肢发冷等症状,有的甚至可能会出现昏厥、抽搐、休克等一系列症状,医学上将其称之为"人流综合征"。而多次人流会造成女性不孕是因为做人流会伤害子宫内膜,虽然子宫内膜有自动修复功能,但是重复多次人流会反复多次伤害子宫内膜,导致子宫内膜修复功能下降甚至失去;另外每进行一次人流手术,子宫内膜都会被刮去一层,而多次人流会过分刮去子宫内膜,甚至有可能导致子宫内膜穿孔,增加女性继发不孕的概率。

生殖医学专家表示,多次人流对女性的伤害是多方面的,其中就包括增加女性生殖器官疾病。通常情况下生殖器官位于女性体内不容易受到细菌感染,而做人流手术则给细菌侵入制造了机会,这也是为什么经常做人流的女性容易患子宫颈炎、子宫内膜炎、卵巢炎、输卵管囊肿等疾病的原因。

 ## 女性阴道炎会导致不孕吗

阴道炎会不会导致不孕要根据患者自身情况来看。以下几种情况可能会影响女性受孕。

(1)严重阴道炎患者阴道分泌物会增多,其中的滴虫及大量的白细胞,会吞噬精子,减少精子数目,降低精子活动能力,缩短精子存活时间,降低受孕概率。

(2)阴道的炎症会导致性生活困难或疼痛,其病原菌的混合感染能降低精子的活动能力及缩短精子的生存时间。大肠埃希菌有凝结精子的作用,也能造成不孕。

(3)阴道炎患者,多合并有宫颈炎。因为宫颈黏液性状的改变,影响精子活力；加之阴道炎，造成的阴道分泌物黏稠，给精子运行增加了困难，从而间接影响怀孕。

不是说有阴道炎的患者，就一定会患不孕症。事实上，单纯因为阴道炎，引起的不孕症并不多见，这是因为精子在阴道内存留的时间比较短，通常在射精后1~3分钟内，会有精子穿入宫颈黏液。所以，阴道炎会影响到精子活动，但是，精子一般还是可以继续前进的。因此，单纯因为阴道炎导致不孕的情况，在临床上并不多见。早发现早治疗阴道炎是关键，以免继发其他疾病引起不孕。

 ## 月经不调会引起不孕吗

月经来潮有两种情况，一种是有排卵的月经，一种是无排卵的月经，只有排卵的月经才具备受孕的能力。无排卵的月经往往是没有规律的，有排卵的月经是规律的，有规律的月经是卵巢具备生育能力的标志之一。

月经是指有规律、周期性的子宫出血。严格来说，伴随着这种出血，卵巢内应该有卵泡成熟、卵子排出和黄体形成，子宫内膜从增生到分泌的变化。这些变化是受大脑皮质-下丘脑-垂体以及女性卵巢分泌的激素所调控的，有正常规律的月经说明这些系统没有问题。

当月经不调时，可能是内部系统出现了问题，从而影响到了女性正常的生育能力。月经不规律包括月经周期改变，月经提前或延迟；经量的改变，经量过多、过少；经期持续时间改变，经期延迟或缩短。月经不调患者之所以受孕难度大，其原因主要是月经不调者没有定期性的排卵，也就是说不具备怀孕的条件，易致女性不孕。另外，当女性受到妇科疾病侵袭时，也会导致不孕，而月经不规律是其伴随症。如肿瘤、免疫、精神饮食都可以引起激素分泌紊乱，导致月经不调。如果这种现象不及时改善，反过来会引起负反馈的调节，也就是说月经不调得不到改善的话，会影响内分泌激素的调节，影响和损害卵巢功能，使得排卵不能正常进行，导致女性不孕。

 ## 性病对女性生育能力有何影响

生育，可以说是上天赐予女人最伟大的权利。但近年来，性病的突发，让这种与生俱来的权利在一些人身上被无情地剥夺了。

性病主要引起泌尿生殖道的感染,如急性尿道炎、盆腔炎以及输卵管炎等,其中盆腔炎是妇女下生殖道性传播疾病(STD)感染的最常见并发症,占妇女所有盆腔炎病因的 60%～70%。性病性宫颈炎如不治疗发生盆腔炎的可能性为 10%～20%;沙眼衣原体引发盆腔炎的可能为 8%～10%,而不孕症是盆腔炎的重要并发症。

性病致女性不孕的机制主要为以下五个方面。

(1) 性病引起阴道炎时,大量脓细胞可吞噬精子。降低精子活力,缩短精子寿命,精子数量减少,质量降低,从而降低了女性生育能力。

(2) 性病引起宫颈炎时,排出的带有细菌的脓性液体可杀死精子,即使侥幸存活也不易顺利通过宫颈进入宫腔。

(3) 性病引起的子宫内膜炎改变了子宫内的正常环境,即使侥幸存活的精子与卵子结合成为受精卵,也不易在子宫内着床发育。

(4) 性病引起输卵管炎可造成管腔阻塞,精子和卵子不能相遇结合,这是女性不孕症的主要原因。

(5) 性病引起的卵巢炎,可影响卵子的生长、发育、排出。

总之,性病是一种典型的社会病,其传播和流行与社会因素有着密切关系。性病并不可怕,可怕的是讳疾忌医,从而耽误了治疗性病的最佳时机。所以,得了性病一定要及时就医,接受正规治疗,不可随便打针吃药,否则容易造成后遗症或转为慢性。

第四节 相关疾病

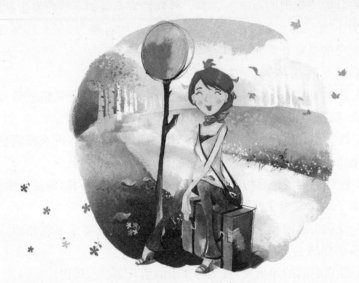

不孕症通常是某些疾病的继发症,当原发病治愈了,不孕也就不药而愈了。哪些病悄悄剥夺了你做母亲的权利?

 ## 月经不调的原因是什么

部分女性认为月经不规律对身体没有什么明显的影响,所以对此不重视,这种想法是不对的,事实上月经不调对女性的伤害是很大的,比如说不孕。所以,了解月经不调的病因很有必要。

一般来说,月经不调的原因如下。

1. **不良的生活习惯** 例如长期的精神压抑、闷闷不乐或遭受重大的精神刺激和心理创伤,都有可能引起月经不调。此外,女性经期子宫受寒冷刺激,会导致盆腔内的血管过分收缩,引起月经过少甚至闭经。嗜好酒烟也可能干扰和月经相关的生理过程,进而引起月经不调。

2. **生殖器官的病变** 如子宫内膜炎、子宫肿瘤、子宫内膜异位、卵巢肿瘤、多囊卵巢等等,这些疾病都会造成月经不调。还有卵巢分泌雄性激素,也可能对月经造成影响,引发月经不调。

3. 药物因素导致　有些女性长期服用精神类药物,例如抗抑郁药、口服避孕药等,这些都可能引起子宫不规则出血。还有一些职业,如长跑运动员,由于运动量过大,对子宫产生不良影响,自然容易引起月经不调。

常见的月经不调有哪些类型

月经是指有规律的、周期性的子宫出血,周期一般为 28～30 天,提前或延后 7 天左右均属正常。周期的长短因人而异,每个妇女的月经周期均有自己的规律。女性一旦有月经就表示已具有生育能力。常见的月经不调有以下几种类型。

1. 功能性子宫出血　指内外生殖器无明显器质性病变,而由内分泌调节系统失调所引起的子宫异常出血。这是月经失调中最常见的一种,常见于青春期及更年期。分为排卵性和无排卵性两类,约 85% 病例属无排卵性出血。

2. 不规则子宫出血　包括月经过多或持续时间过长。常见于子宫肌瘤、子宫内膜息肉、子宫内膜异位症等;经量及经期均少;月经频发即月经间隔少于 25 天;月经周期延长即月经间隔长于 35 天。不规则出血,可由各种原因引起,出血全无规律性。

3. 绝经后阴道出血　是指月经停止 12 个月后的出血,常由恶性肿瘤、炎症等引起。

4. 闭经　凡年过 18 岁仍未行经者称为原发性闭经:在月经初潮以后,正常绝经以前的任何时间内(妊娠或哺乳期外),月经闭止超过 6 个月者称为继发性闭经。

哪些微量元素缺乏易导致月经不调

月经不调对生育的影响很大,所以育龄女性一定要谨慎对待月经不调症状。

医学证明,一些微量元素对保持月经的正常与稳定起着特殊的作用,月经不调患者多摄入这些微量元素,对改善月经不调的症状非常有帮助,同样,缺少这些微量元素也会导致月经不调。

1. 钙　摄入大量的钙有益女性月经周期,减少肿胀、痉挛、易怒和情绪摇摆等问题,因此,月经周期不稳定者应注意补充钙元素。其中,酸奶、牛奶、海带等海产品、豆制品、甘蓝菜、花椰菜中都富含钙元素。另外,避孕药中含有抑制钙吸收的成分,女性如果长期服用避孕药,且月经不调的话,应考虑是否因为缺钙而引起的月经不调。

2. 镁　微量元素可以激活体内多种酶,抑制神经兴奋,维持核酸结构的稳定,有效改善月经不调问题。如果缺乏镁元素的话,容易导致人情绪趋于紧张,也会加重经期疼痛问题,因此,日常要注意补充镁元素调理月经不调。其中,花生、腰果等食物中就富含镁元素。

3. 锰　微量元素锰可以改善情绪,防止肿胀,调节月经不调问题,因此,月经不调者要注意补充锰元素。多吃菠萝、糙米和菠菜等富含锰的食物。

 ## 什么是输卵管堵塞

输卵管位于女性盆腔内,通常左右各一条,呈管状,长为8~15厘米。如果说子宫是母亲孕育胎儿的温床,那么输卵管就是为这个温床输送"种子"的管道。

输卵管将卵子拾获入管,精子冲破重重关卡,与卵子在管中结合,输卵管通过蠕动,最终将受精卵这一粒"种子"输送到温暖而富饶的子宫内,一个新生命就此诞生。因此,输卵管的畅通是受孕必不可少的主要条件之一,一旦这两条管道因各种病因出现阻塞或者出现拾卵障碍,从母体排出的卵子很可能无缘与精子相会,也就无法怀孕。

输卵管堵塞可分以下三种情况。

(1)输卵管通而不畅。引起的原因可能是管内有轻微的炎症粘连,或者管子过于纤细弯曲,或者输卵管外面粘连,牵拉了输卵管活动。治疗可以使用腹腔镜,将消炎药物注入输卵管,以消除炎症。经治疗,大部分妇女可以怀孕。

(2)输卵管闭塞不通,损坏程度较轻,大部分输卵管是正常的。这种情况,可手术切除毁坏部分,接通输卵管的正常部分,实施输卵管吻合术。

(3)输卵管闭塞不通,且病损严重。这种情况,就目前我国的医疗水平来讲,尚难使其恢复生育能力。

输卵管是连接卵巢和子宫的唯一通道,而且还具有输精、拾卵、提供受精场所、输送受精卵到达宫腔着床等独特作用。专家提醒，让输卵管从"阻塞"到"畅通"非一日之功，女性患者一定要及时到正规医院接受诊疗，请医生帮助打开"生命通道"。

 ## 输卵管堵塞的临床症状有哪些

输卵管堵塞是女性不孕最常见的病因之一。专家介绍说，输卵管堵塞主要分为原发性和继发性两种。所谓原发性输卵管堵塞，即先天性的，出生时就有的；而继发性输卵管堵塞，即是后天性的因素所造成的，比如炎症、人流、不洁性生活等诸多原因。

输卵管堵塞女性多有慢性盆腔炎表现，下腹一侧或两侧疼痛、下坠感，阴道分泌物增多，腰酸腰痛等，有部分人可无明显临床症状，常在婚后多年不孕就医发现。

1. 腹部不适　下腹有不同程度的疼痛，多为隐性不适感，腰背部及骶部有酸痛、发胀、下坠感，常因劳累而加剧；有些患者由于盆腔粘连，可能有膀胱、直肠充盈痛或排空时痛，或其他膀胱直肠刺激症状，如尿频、里急后重等。

2. 月经异常　输卵管与卵巢相邻，一般输卵管的疾病并不影响卵巢的功能，对月经量的多少也没有影响，但是当炎症波及卵巢并对卵巢功能造成损害时就会出现月经异常。以月经过频、月经量过多最为常见。

3. 痛经　输卵管堵塞多半在月经前1周开始即有腹痛，越临近经期越痛，直到月经来潮。

4. 婚后不孕　输卵管受到病损侵害，会导致患者不孕，以继发不孕较为常见。

5. 其他症状　如性生活疼痛，白带增多，胃肠道障碍，乏力，劳动受影响或不耐久劳、精神神经症状及精神抑郁等。

 ## 如何判断输卵管是否通畅

输卵管对卵子起着拾取和运输作用，同时还提供了精子和卵子受精以及受精卵早期发育的微环境，所以，结构和功能正常的输卵管是正常妊娠必不可少的条件。准确评价输卵管结构和功能是诊治女性不孕的重要环节。

(一) 输卵管通液试验

输卵管通液试验是指通过导管向宫腔内注入液体,根据注液阻力大小、有无回流及注入液体量和患者的感觉,来判断输卵管是否通畅。

其操作步骤如下。

1. 体位　取膀胱截石位。

2. 消毒　常规消毒外阴、阴道,放置扩阴器。

3. 探宫腔　以宫颈钳固定宫颈前唇,消毒宫颈管,探针沿宫腔方向探宫腔,固定放置导管后取出扩阴器和宫颈钳。

4. 放置子宫导管　有锥形导管、气囊导管等。使用导管类型不同,放置的方法略有不同:锥形导管的放置,将导管顶端沿宫腔方向放入,锥形塞紧塞于宫颈口;气囊导管的放置,用长镊子夹持气囊导管的前段(气囊下方 2～3 厘米),将导管顶端送入宫腔,至气囊越过宫颈内口或位于宫颈口内。将注射器接于双腔管的气囊腔,缓慢注入 2～3 毫升气(液)体固定。

5. 注入液体　将注射器连接在子宫导管末端,缓慢注入 20～50 毫升液体。

(二) X 线下子宫输卵管造影

X 线下子宫输卵管造影是指通过导管向宫腔及输卵管内注入造影剂,X 线下透视及射片,根据造影剂在子宫和输卵管以及盆腔显影情况来判断结果。

其操作步骤如下。

1. 体位　同输卵管通液试验。

2. 消毒　同输卵管通液试验。

3. 探宫腔　同输卵管通液试验。

4. 放置子宫导管　同输卵管通液试验。

5. 注入造影剂。

6. 造影　先透视观察盆腔内有无异常阴影,然后将吸有造影剂的注射器接于子宫导管末端,透视下缓慢注入造影剂,子宫输卵管充盈时摄第一片。水剂 10～15 分钟后,油剂 24 小时后摄第二片。

(三) 子宫输卵管超声检查

子宫输卵管超声检查(HSUG)具有简便、无创、图片清晰等特点。20 世纪 80 年代末,超声下输卵管通畅试验一经提出就受到妇产科学者的广泛关注。通过自宫腔注入生理盐水来观察腹腔溢出液体,由此来判断输卵管是否通畅。

其操作步骤如下。

1. 体位　同输卵管通液试验。

2. 消毒　同输卵管通液试验。

3. 探宫腔　同输卵管通液试验。

4. 放置子宫导管　同输卵管通液试。

5. 超声扫描　显示子宫。两侧附件区以及子宫直肠陷凹声像,注意寻找暴露两侧子宫角最佳切面。

6. 注液及观察　缓慢注入液体,观察宫腔情况,注意两子宫角部是否有液体流出,子宫直肠陷凹液体量是否增加。

(四) 腹腔镜检查

腹腔镜检查是指在腹腔镜直视下,经可通液的举宫器或双腔导管注入染液,观察染液在输卵管内的流动及伞端的溢出情况。

腹腔镜检查在不孕症的诊治中占有越来越重要的地位,国外许多生殖中心将腹腔镜检查列为不孕诊断中的常规步骤。

 哪些情况要做输卵管造影

我曾遇到很多不孕患者,她们一过来就很有"经验"似的,主动要求做输卵管造影。在她们有限的认识里,认为只要做好输卵管造影就可以正常怀孕了。事实真是如此吗?

子宫输卵管造影是通过宫颈管向宫腔内注入碘剂,在 X 线摄片下与周围组织形成明显的对比,使管腔显影,从而了解子宫及输卵管腔道内情况的一种检查方法。子宫输卵管造影剂通过宫腔进入输卵管弥撒入盆腔内的过程均可直接观察到,不但能提示输卵管是否通畅和堵塞的部位,还可根据造影剂在盆腔内的弥撒程度,了解有无输卵管远端周围组织的粘连,并对轻度的输卵管炎症和粘连有一定的治疗作用。这项手术最常用以了解原发性或继发性不孕症的原因。有些病例经子宫输卵管造影后,可促使不通畅的输卵管变得通畅而受孕。所以,如果婚后有正常性生活 1 年未避孕却未怀孕时,可以选择做子宫输卵管造影术,但并不代表做完这项手术就能怀孕了。

子宫输卵管造影术检查虽比较安全、不需麻醉、无明显痛苦,但它毕竟是一个小手术,所以一定要严格掌握好适应证。另外,做造影的时间应选择在月经干净后 3～7 天内进行,术后禁盆浴及性生活 2～4 周,医生会酌情给予抗生素预防感染。

 ## 什么是多囊卵巢综合征

多囊卵巢综合征(PCOS)的概念表述可以是遗传性高雄激素综合征,也可表述为原发性高雄激素血症与遗传性或环境引起的胰岛素抵抗并存,伴有或不伴腹型肥胖为特征的综合征。PCOS 的病理生理改变非常复杂,涉及面很广,但至今仍有许多未阐明的原因,是当前医学界研究的热门课题之一。稀发排卵或无排卵、雄激素过多和胰岛素抵抗是其重要特征,对女性生殖有很大影响。

多囊卵巢综合征发病率占育龄女性的 4%～12%,是一种女性内分泌系统的常见病、多发病。其特点为不孕、月经失调、多毛、肥胖合并双侧卵巢增大呈多囊样改变。PCOS 临床表现具有多样性,症状和体征的表现不一,月经稀发或闭经占 51%～92%,其中继发性闭经为主,肥胖(体重指数 BMI>25)占31%～35%,不孕占 19%～30%,多毛占 47%～90%,有痉挛占 83%,表现出高度异质性。无排卵的 PCOS 占 75%,B 超发现诊断率为 18%～22%。

多囊卵巢综合征患者在不孕人群中占 14%,其具体的发病原因至今医学界也没有确切定论,目前大多数认为是卵巢中分泌过多雄激素,在雄激素的刺激下引起内分泌的紊乱,导致卵巢中出现多个不规则小卵泡所致。

一般来说,多囊卵巢综合征患者,血激素化验有雄激素升高现象;B 超检查双侧卵巢有许多小卵泡但没有排卵,易发生子宫内膜异常增生。许多患者还合并有高胰岛素血症、血脂异常。时日长久可能出现糖尿病、冠心病和高血压,甚至会造成子宫内膜癌。

 ## 多囊卵巢综合征的临床表现有哪些

近年来,多囊卵巢综合征(PCOS)在社会以及医学界受到越来越多的关注。其临床表现多样化,牵涉到内科、妇科和精神科,表现为月经异常(月经稀发或闭经)、不孕、多毛、痤疮、头顶部脱发、肥胖和双侧卵巢增大呈囊性改变。患者可具备以上典型症状,也可只有部分症状,因排卵障碍引起的不孕是多囊患者就诊的主要原因。

多囊卵巢综合征患者通常是无法自行诊断的,因此女性朋友需了解一些有关多囊卵巢综合征临床表现,以便对多囊卵巢综合征做到及时发现及早治疗。

1. 月经异常　月经稀发以致闭经,绝大多数是继发性闭经,闭经前常有月经稀发或者月经过少,也有的患者月经规律而无排卵。部分或者表现为无排卵性功能性子宫出血。

2. 无排卵及不孕　这是 PCOS 患者的主要症状。多为排卵障碍而引起不孕症,占无排卵性不孕患者的 30%左右。

3. 多毛、痤疮　由高雄激素血症所致。常见的体征表现为皮肤改变,如患者有多毛(约占 60%),亚洲女性较少见,毛发呈男性型分布;其次为痤疮,年龄较大者有脱发秃顶等。

4. 肥胖　约半数患者有此症状,体重指数(BMI)≥25.0,多在青春期前后出现。肥胖程度与临床表现有密切关系。肥胖的发生机制非常复杂,可能与雄激素过多、游离睾酮比例增加以及雌激素的长期刺激有关。

5. 卵巢增大呈囊性改变　多囊卵巢综合征使卵巢的特征性改变为双侧卵巢增大,在双合诊时一般不容易发现,通过 B 超或腹腔镜检查可确定卵巢的体积增大,有的卵巢可增大 2~3 倍。值得注意的是多囊卵巢综合征的患者并不都具备此典型体征,24%~40%患者的卵巢大小正常,有的患者只在 B 超下见到多囊卵巢改变,但没有任何症状和体征。

6. 黑棘皮症　少数 PCOS 患者颈部、腋下、乳房下和腹股沟等处皮肤出现对称性灰褐色色素沉着,如天鹅绒样、片状角化过度的病变。

 多囊卵巢综合征的诊断标准是什么

由于多囊卵巢综合征的高度异质性,其诊断标准一直存在着争议与分歧。最初,多囊卵巢综合征的诊断是基于临床特征(月经紊乱、肥胖、不孕)及腹腔镜下直视为多囊卵巢,随后的多囊卵巢综合征诊断引入了一些生化指标。因此，其诊断标准也在不断完善。

目前，我国妇产科专家建议采用2003年的鹿特丹标准作为诊断标准，并在2003年欧洲人类生殖与胚胎协会（ESHRE）与美国生殖医学协会（ASRM）专家会议上提出多囊卵巢综合征诊断的新建议。

（1）排卵过少或停止排卵，注意有规则的无排卵月经也是本征的表现之一。

（2）高雄激素的临床和（或）生化检查显示高雄激素血症，临床或生化检查以总睾酮为代表，雄激素增高的临床表现存在种族差异，多毛、秃顶一般以西方女性较为常见。

（3）卵巢多囊样改变B超或组织学诊断，高分辨率B超的使用可清楚检查卵巢的形态大小及内部结构，可见一侧或双侧卵巢中直径2～9毫米的卵泡≥12个，和（或）卵巢体积≥10毫升。B超改变作为多囊卵巢综合征的基本标准已得到普遍承认，而且是诊断多囊卵巢综合征的必备标准。

符合上述三项中任两项或两项以上，并排除其他高雄激素病因如先天性肾上腺皮质增生、库欣综合征、分泌雄激素的肿瘤等，以及其他引起卵巢排卵功能障碍的疾病如高泌乳素血症、卵巢早衰和垂体或下丘脑性闭经以及甲状腺功能异常等，就可以诊断为多囊卵巢综合征了。

卵巢癌的诱发与吃红肉有关吗

卵巢恶性肿瘤是女性生殖器官常见的恶性肿瘤之一，发病率仅次于宫颈癌和宫体癌而列居第三位。到底是什么让卵巢癌的发病率变得如此之高？澳大利亚科研人员研究发现，一周吃1磅（1磅＝0.45千克）以上红肉的女性患卵巢癌的概率比吃不到4磅的女性大18％。而一周吃4磅以上鱼肉的女性患卵巢癌的概率比吃少于4磅鱼肉的女性小24％。这是为什么呢？

对此，有关专家解释道，她们吃的可能是加工过的肉类，如香肠等，而不是鲜肉。这些加工过的肉类含有一定的亚硝酸盐的成分，吃多了会诱发癌症。另外，流行病学研究指出，脂肪与激素分泌有一定的关系，雌性激素过多可能会诱发卵巢癌。而这些红肉脂肪含量比较高，容易诱发卵巢癌也不难解释了。所以，建议年轻女性多吃些鱼肉，少吃些红肉，煎鸡蛋、炸薯条等也尽量少吃。当然，饮食只是卵巢癌的诱发因素之一，它的高发病率还和年龄、肥胖等多因素相关。

 排卵障碍的病因有哪些

正常的排卵反映了下丘脑-垂体-卵巢功能的健全和完善,若调节过程中的任何一个环节功能失调或发生器质性病变,都可造成暂时或长期的排卵障碍。

1. 下丘脑性排卵障碍　由于下丘脑-垂体-卵巢轴功能紊乱,引起月经失调,如无排卵性月经、闭经等。垂体肿瘤引起卵巢功能失调而致不孕,精神因素如过度紧张、焦虑对丘脑下部-垂体-卵巢轴可产生影响,抑制排卵。

2. 垂体性排卵障碍　导致排卵障碍的常见疾病有高泌乳素血症、垂体泌乳素瘤和希罕氏综合征等。如果激素测定显示泌乳素增高,首先要弄清有无垂体泌乳素瘤,如果因垂体瘤引起闭经泌乳,则应根据瘤体大小决定是否手术或药物治疗。

3. 卵巢性排卵障碍　主要分为三种,第一种是多囊卵巢综合征。多囊卵巢综合征的病因比较多,主要有三类:①垂体促性腺激素的分泌失调,导致多囊卵巢综合征占 70％;②卵巢类固醇生成所需酶系统的功能缺陷,导致多囊卵巢综合征占 20％;③肾上腺皮质功能紊乱,导致多囊卵巢综合征占 10％。

再就是卵巢囊肿,它与排卵障碍也有着非常大的联系。卵巢囊肿可能与内分泌功能失调、促黄体素分泌不足、排卵功能受到破坏有关。正常情况下卵巢是实质的组织,在有排卵周期的女性其每个月卵子成长的过程会有少量液体的聚集,形成所谓的滤泡。而在排卵期的滤泡可达到最大的状态。

还有就是卵巢早衰。卵巢功能障碍导致不排卵的常见疾病为卵巢早衰。出生时卵巢有 100 万～200 万个始基卵泡,而在青春期大约有 40 万个卵泡。每个排卵周期均会消耗一批卵泡。卵巢早衰是指卵巢内的卵泡已消耗完,不可能再用促排卵药物使卵泡发育。

 阴道炎的原因是什么

感染阴道炎的常见原因有以下几点。

1. 不健康的生活方式　妇科炎症也是一种"生活方式病",生活不规律,生物钟被打乱，身体抵抗力就下降，私处的免疫力也会降低，有害菌趁虚而入，诱发炎症。

2. 阴部过度清洁　频繁地使用药物清洁剂或者洗剂来清洗外阴，容易破坏阴道固有的环境，降低了阴道的自我抗菌能力，容易导致阴道炎。

3. 性生活不清洁　不洁性生活使外来细菌被带入，残留阴道的碱性精液改变阴道正常的环境，从而导致炎症的复发。有研究认为，性生活导致的妇科炎症复发率高达90%。

4. 长期使用避孕药　这是因为避孕药中的雌激素有促进霉菌生成菌丝的作用，导致病菌进一步侵袭阴道组织，这样很容易就会引起女性阴道炎。

5. 滥用抗生素　很多人认为抗生素可以提高人体免疫力，其实这种想法是错误的。即使是在感染了阴道炎后，利用抗生素进行治疗，也是不可以多用的。因为抗生素在杀灭致病菌的同时，也抑制了部分有益菌群，而未被抑制的和外来耐药菌就会乘机大量繁殖，这些反而增加了感染阴道炎的概率。

很多阴道炎患者在简单用药后症状的确是有所缓解了，其实这只是暂时性地压制了症状，并没有彻底治愈。阴道炎容易反复发作，久治不愈会感染内生殖器。因此，患了阴道炎要及时到正规医院进行诊治。

 ## 黄体功能不全的病因有哪些

黄体功能不全是指卵巢排卵后没有完全形成黄体，以致孕激素分泌不足，使子宫内膜未能及时转换，而不利于受精卵的着床。

正常黄体功能的维持有赖于丘脑-垂体-卵巢性腺轴功能的完善，所以大多数学者认为：出现黄体功能不全的原因可能与垂体分泌的黄体生成素（LH）、促卵泡成熟素（FSH）不足；垂体分泌的催乳素（PRL）过多、过少；卵泡本身不成熟，对促性腺激素不敏感；黄体本身合成孕激素不足或与雌激素之间的比例不协调等有关。

一般来说，黄体功能不全的病因有以下几点。

1. 促黄体激素、促卵泡激素　因为女性的促卵泡激素以及促黄体激素的分泌失调会使得女性的卵泡以及黄体的功能缺陷，以致造成排卵时分泌孕育酮的异常，因而导致黄体功能不全。

2. 子宫内膜异位症、频繁流产　患有子宫内膜异位症或频繁流产,会使子宫内膜释放前列腺素增多从而影响黄体功能,从而对女性的黄体功能产生影响,也使得内膜发育不良,最终导致不孕的发生。

3. 黄体期 LH 分泌不足　黄体期子宫内膜分泌延迟或分泌期不完全,子宫内膜的孕激素受体不足,导致子宫内膜对孕激素的效应差。

4. 其他全身性病症因素　如高泌乳素血症、甲状腺功能低下等,一般会与黄体功能不全同时出现。因此,患有高泌乳素血症、甲状腺功能低下者要提高警惕。患者营养不良或者身体虚弱也会使得女性黄体功能不全。

 ## 黄体功能不全的临床症状有哪些

其常见临床症状如下。

1. 月经异常　黄体功能不全会导致女性患者的月经周期缩短、月经频发,有部分女性患者会出现行经前阴道淋漓出血症状。

2. 不孕　对于处在生育期的女性,如果是黄体功能不全导致的内分泌失调就会严重影响受孕,即使是怀孕了也非常容易发生流产。

3. 基础体温上升　如黄体期体温短于 12 天,或体温上升较慢,下降较早,上升幅度小于 0.5℃,亦或者是黄体期体温波动较大等,均为黄体功能不足的表现。但需注意应连续测定 3 个月经周期方可确定。

4. 子宫内膜异常症状　黄体功能不全患者子宫内膜不能产生正常的分泌反应,而且内膜的反应也不均衡,常常表现为痛经。

对于黄体功能不全的患者,专家建议可以多食用如柠檬、大豆、鸡肉、生姜等食物,可以起到一定的调理作用。

 ## 什么是子宫内膜异位症

子宫内膜异位症,又称内异症,是指本位于宫腔内壁,产生月经和孕育胎儿的子宫内膜出现于子宫体以外的部位,并且保持功能的一种妇科疾病。

其实,女性月经期都有子宫内膜通过输卵管流入盆腔,但只有 10%～15%流入盆腔的子宫内膜在盆腔存活下来,并具备子宫内膜的性质,导致女性发生盆腔粘连、卵巢、输卵管功能异常、免疫功能紊乱等,临床主要表现为不孕和痛经。据相关统计,30%以上不明原因的不孕是子宫内膜异位症所致,50％子宫内膜异位症患者不孕。

子宫内膜异位症是一种常见而令人困惑的妇科疾病。此病一般仅见于生育年龄的妇女,以 30～40 岁妇女居多,月经间期无发病,绝经后异位内膜组织可逐渐萎缩吸收,妊娠或用性激素可抑制卵巢功能,暂时阻止此病发展,故子宫内膜异位症为一种性激素依赖性疾病。其发病率不断增高,在性成熟妇女中,异位症的发生率为 1％～15％。

 ## 子宫内膜异位症引起不孕的原因有哪些

子宫内膜异位症引起不孕主要通过以下五个方面。

1. 卵巢功能异常

(1) 不排卵:一些子宫内膜异位症患者,卵巢的卵泡不能按正常的速度生长。确切的原因尚不知道。

(2) 未破卵泡黄素化综合征(LUFS):未破卵泡黄素化综合征的患者,卵泡发育正常,但卵子在黄体生成素的高峰后不能正常释放,一般是在腹腔镜或超声检查时发现。

(3) 卵母细胞异常:曾经认为子宫内膜异位症患者卵子质量下降,这也能解释为什么子宫内膜异位症患者辅助生育(IVF)成功率低。但目前的研究显示轻中度子宫内膜异位症患者 IVF 成功率并不低。

2. 生殖细胞的输送功能障碍

(1) 输卵管功能异常:输卵管的肌肉蠕动可帮助卵子或受精卵在输卵管管腔内游动,有些相关物质,如子宫内膜组织产生的前列腺素,会影响肌肉的运动功能,使卵子或受精卵产生输送障碍,易引起不孕或异位妊娠。

(2) 输卵管解剖结构异常:子宫内膜异位症引起的盆腔炎,导致输卵管与盆腔周围器官粘连,正常解剖形态改变或输卵管内壁粘连,或输卵管壁因炎症纤维化,均可导致卵子或受精卵的输送障碍。

3. 精子存活能力降低 子宫内膜异位症所引起炎症反应,增加了生殖道巨噬细胞的数量,巨噬细胞可攻击精子细胞,使其在体内的存活能力降低。

4. 种植困难 子宫内膜异位症患者的子宫内膜往往缺乏帮助受精卵在黄体期子宫内膜种植的相关因素。

5. 免疫系统的改变

（1）腹腔液巨噬细胞数量和活性增加：子宫内膜异位症患者的腹腔液中多种细胞因子数量和活性增加影响精子活力、卵子成熟、精子与卵子的结合、受精卵的存活和输卵管的功能。

（2）子宫内膜细胞因子活性增加：一些相关因子，如 C_3 补体、HOXA10、HOXA11、HGF 等均可影响受精卵的种植和发育。

 ## 如何诊断子宫内膜异位症

1. 病史询问　重点是月经史、孕产史、家族史及手术史。特别注意疼痛或痛经的发生、发展跟剖宫产、人流术、输卵管通液术等手术的关系。

2. 妇科检查　除双合诊检查外，应特别强调进行三合诊检查。

3. 腹腔镜检查　在腹腔镜下见到大体病理所述典型病灶，诊断可基本成立，术中所见亦是临床分期的重要依据。另外，腹腔镜也是治疗子宫内膜异位症最常用方法。

4. 其他辅助检查

（1）影像学检查（B超、MRI）：附件区有无回声区，内有点状细小增强回声，壁厚、界线不清以及其他部位图像。其诊断敏感性达 97%，特异性达 96%。

（2）CA125 值测定：中、重度内异症患者血清 CA125 值可能会升高，但一般均为轻度升高，大于 35 kU/L，一般为 50～80 kU/L。

（3）抗子宫内膜抗体：正常妇女血清中抗子宫内膜抗体多为阴性，子宫内膜异位症患者则 60% 以上呈阳性。患者血液中检测出该抗体，说明体内有异位内膜刺激及其体内免疫内环境发生改变。但本法目前在临床尚未普及。

 ## 子宫内膜异位症的临床表现有哪些

1. 疼痛　为一常见而突出的症状，多为继发性。疼痛是子宫内膜异位症的最常见主诉。表现为周期性的月经前后及行经时的疼痛，开始时往往持续 1～2 天，以后逐渐延长且疼痛进行性加重，需要镇痛治疗，可伴有出冷汗、恶心呕吐、里急后重等症状。

疼痛的程度与病灶的大小无直接关系，但病灶的部位却与疼痛的表现有关，腹膜上的病灶，尤其是阔韧带后叶外侧常表现为下腹进行性疼痛；宫骶韧带上病灶易引起性生活疼痛；直肠子宫陷凹及盆腔腹膜与直肠相连接病灶易致经期排便次数增多，腹痛及腹泻等。

2. 出血　表现为月经量增多，经期延长等，且呈进行性加重趋势；非子宫部位的内膜异位病灶可引起异常出血，如膀胱输尿管内病灶可引起经期血尿，或因输尿管受阻而出现肾盂积血、积水等。

3. 不孕　子宫内膜异位患者常伴有不孕。

4. 性生活疼痛　发生于子宫直肠窝、阴道直肠隔的子宫内膜异位症，使周围组织肿胀而影响性生活，月经前期性感不快加重。

5. 大便坠胀　一般发生在月经前期或月经后，患者感到粪便通过直肠时疼痛难忍，而其他时间并无此感觉，为子宫直肠窝及直肠附近子宫内膜异位症的典型症状。偶见异位内膜深达直肠黏膜，则有月经期直肠出血。子宫内膜异位病变围绕直肠形成狭窄者有里急后重及梗阻症状，故与癌瘤相似。

6. 膀胱症状　多见于子宫内膜异位至膀胱者，有周期性尿频、尿痛症状；侵犯膀胱黏膜时，可发生周期性血尿。

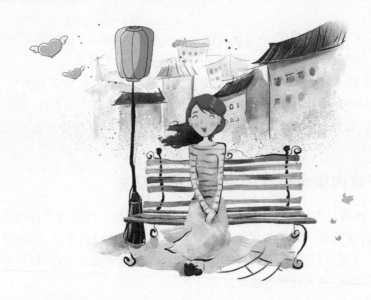

第二章 预防不孕

　　凡事预则立，不预则废。生育也是需要提前做好准备才能有备无患。可是，再完美的宝贝计划也需要一个重要的前提，那就是你可以正常的生育。当某种不利因素阻碍了你的求子之路，所有的备孕"攻略"都将成为纸上谈兵，无法实施。所以，预防不孕，扫除受孕路上一切的阻碍刻不容缓！

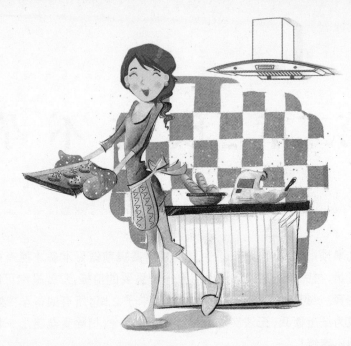

都说病从口入，很多不孕症就是在人们不经意中吃出来的。追根还要溯源，预防不孕症，首先要从嘴上"下手"。

 备孕的女性该如何戒烟呢

吸烟有害健康，这是毋庸置疑的。吸烟可使夫妇双方的生育率下降，这也是稍微了解点医学常识的人都了解的。据研究，长期主动或被动吸烟对于女性的伤害非常大，它不仅会增加女性宫外孕、痛经的概率，还有可能直接导致女性不孕。对于正在备孕的女性来说，想要生一个健康的宝宝，及时戒烟是刻不容缓的事。

对于戒烟，医生给了这样一些建议：丢掉所有的香烟、打火机、火柴或烟灰缸；饭后刷牙或漱口，穿干净没有烟味的衣服；用钢笔或铅笔取代手持香烟的习惯动作；避免和烟瘾重的人在一起；坚决拒绝香烟的引诱，经常提醒自己，要将戒烟的计划进行到底；烟瘾来时，要立即做深呼吸，或咀嚼无糖分的口香糖，避免用零食代替香烟，以防引起血糖升高，或导致身体过胖。

戒烟的前 5 天是最难熬的，戒烟的成败往往就在于这重要的 5 天。如何度过这 5 天，医生也给出了一些建议：两餐之间喝 6～8 杯水，促使尼古丁排出体外；每天洗温水浴；忍不住烟瘾时可立即淋浴；生活要有规律，充分休息；饭后到户外散步，深呼吸 15～30 分钟；将刺激性饮料换成牛奶、新鲜果汁和谷类饮料；尽量避免吃家禽类食物、油炸食物、糖果和甜点；可吃多种维生素 B 群，能安定神经，除掉尼古丁。

想生孩子的女性该如何戒酒

据美国最新的调查发现，女性乙醇依赖和生育功能障碍相关，十几岁的青少年喝酒会引起月经周期紊乱和增加意外妊娠的可能性。饮酒女性应该考虑饮酒对于生孩子的长期影响，喝酒达到酗酒的程度，那么生孩子的能力或机会将大大减少，那些有生殖问题的女性，更要远离乙醇。

戒酒的常用方法有以下几点。

1. **认知疗法** 通过影视、电台、图片、实物等多种传媒方式，让酗酒者端正对酒的态度，认识到过度饮酒的危害，从而逐步控制饮酒量。

2. **厌恶疗法** 对酗酒成瘾的患者的饮酒行为附加一个恶性刺激，使之对酒产生厌恶反应，从而消除饮酒欲望。

3. **家庭治疗** 家庭成员应该帮助酗酒者一起戒酒，通过各种方法让其了解酒精中毒的危害，帮助其树立起戒酒的决心和信心，必要的情况下，可与患者签订协约，定时定量给予酒喝，帮助其循序渐进地戒除酒瘾。同时，创造良好的家庭氛围，用亲情去解除患者的心理症结，使之感受到家庭的温暖。

4. **集体疗法** 有条件的患者可成立各种戒酒者协会，进行自我教育及互相约束与帮助，达到戒酒的目的。国外有各种各样的嗜酒者互戒协会，这些组织每年聚会几次，讨论戒酒方法，介绍戒酒经验，互相勉励，也能起到一定的效果。

5. 药物疗法　对酒精依赖患者还可采用药物治疗,但注意需在医生的指导下对症治疗。

哪些药膳有利于减肥

体重过重不利于生育,所以,育龄女性如果体重过重的话,一定要及时减肥。以下推荐两款减肥塑身药膳。

1. 蘑菇海鲜汤

材料:防风、甘草各 5 克,白术 10 克,红枣 3 颗,虾仁、蘑菇各 35 克,鲜干贝 2 颗,洋葱 1/4 颗,红萝卜 75 克,豌豆仁 1 大匙,奶油 15 克,鲜奶 50 毫升,盐一小匙,黑胡椒粉少许。

做法:将药材洗干净,打包煮沸,滤取药汁备用;虾仁洗净(除肠泥后)切小丁,其余材料均切丁;热油锅,放入奶油,爆香洋葱丁,再倒入滤取的药汁、红萝卜丁等其他材料;煮沸后盛盘,再撒上少许胡椒粉即可。

功效:本汤品经常食用可促进新陈代谢有助于减肥养颜。蘑菇所含的大量纤维素,具有防止便秘、预防血液中胆固醇含量的作用。且其又属于低热量食物,可以防止发胖,对高血压、心脏病患者十分有益。

2. 南瓜百合甜点

材料:百合 250 克,南瓜 250 克,白糖 10 克,蜂蜜 15 克。

做法:南瓜洗净,先切成两半,然后用刀在瓜面切锯齿形状的刀纹;百合洗净,逐片削去黄尖,用手撕成细片,用白糖拌匀,放入勺状的南瓜中。盛盘。煮开后,大火转为小火,约蒸煮 8 分钟即可;煮熟后取出,淋上备好的蜂蜜即可(蜂蜜可根据个人口味增减)。

功效:百合含有淀粉、蛋白质、钙、磷等营养成分,具有润肺止咳、清心安神的功效。南瓜可健脾养胃、化痰排脓,有治疗便秘的作用。

育龄期妇女用药应该注意些什么

育龄期女性,尤其是没有做避孕措施和正在计划妊娠的女性,平时用药时一定要格外谨慎,因为她们完全存在怀孕的可能性,如果随便用药,很有可能对已经存在的胎儿造成伤害。临床上有很多育龄期女性在用药之后发现自己居然怀孕了,然后又惊又怕,急忙找产科医生咨询。其实这种情况完全是可以避免的，只要你平时多留心一点，不要随意自行用药，去医院寻求医生的帮助，并告诉医生自己没有采取避孕措施或者正在计划妊娠，医生定会根据情况提供最安全的用药建议。

对于那些需要长期接受某种药物治疗的育龄女性来说，是不是就不能怀孕，或者一定要等到停药一段时间后才能考虑怀孕呢？其实不然，只要在计划怀孕前到相应的专科和产科进行咨询。咨询清楚自己是否需要停药，如果需要停药，需停多长时间才能对胎儿无伤害；如果不能停药，就问医生是否可以换用对胎儿危害相对小一点的药物来继续治疗原发病。

总之，为了确保生一个健康的宝宝，育龄期女性用药时一定要谨慎，以免因药物服用不当造成不可弥补的遗憾。

 ## 能够引起胎儿畸形的药物有哪些

据专家介绍，目前仅有少数药物是已经明确能引起胎儿畸形，但也不代表任何人服用了这些药物之后会导致胎儿畸形，而且对于有些药物来说，如果对于疾病的治疗而言是非常有必要的话，即使在妊娠的某一阶段也是可以使用的。所以，任何事物都不能片面理解，要权衡利弊之后再做决定。下面就来简单介绍一下能够引起胎儿畸形的药物。

1. 镇静药　沙利度胺，可能导致胎儿肢体严重缺陷（海豹肢）、耳异常。

2. 性激素　①己烯雌酚，导致女胎阴道闭锁、阴道透明细胞癌、阴道腺癌；如果是男胎，以后可能会引起不育；②雄激素，使女胎外生殖器官男性化。

3. 抗凝血药　华法林，孕早期用药会导致"华法林综合征"（中枢神经系统畸形）。

4. 抗肿瘤药　甲氨蝶呤，容易出现流产，胎儿脑积水、面部异常、出生低体重儿等。

5. 抗生素　①链霉素，造成胎儿听力损害；②四环素，导致胎儿牙釉质发育不全，出生后呈灰色或棕色色素沉着，骨生长异常。

6. 抗癫痫药　①三甲双酮，服用后胎儿可能会出现发育迟延，智力低下、面部异常、先天性心脏病等疾病；②丙戊酸，胎儿神经管畸形、面部异常；③苯妥英钠，胎儿面部异常、四肢远端畸形、生长发育异常、小头畸形；④卡马西平,造成胎儿神经管畸形。

7. 皮肤科药　异维 A 酸,孕妇可能会出现流产,胎儿出现头颅、颜面部、心脏、中枢神经系统和胸腺畸形。

8. 抗高血压药　血管紧张素转化酶抑制剂,导致胎儿肾脏发育不全、羊水过少四联征、颅骨异常等。

9. 抗精神失常药　锂盐,造成胎儿心血管异常等。

 ## 什么是"饮食性闭经"

临床上有很多育龄女性经过一段时间的减肥之后,首先出现月经减少,月经周期延长,继而发生闭经后前来寻求医生的帮忙,以期恢复月经来潮。其实,这种因减肥不当所导致的闭经在医学上称为"饮食性闭经"。

由于大量减少饮食,人体大脑内的下丘脑摄食中枢和饱食中枢发生功能紊乱,当人们发生厌食或主观上强制性地减少饮食时,大脑皮质就会发生强行抑制。如此长期抑制下去,就会使下丘脑的两个食欲中枢发生功能性紊乱,不仅会出现体重减轻,还进一步影响下丘脑的黄体生成素释放激素分泌中枢,使之分泌减少,进而使脑垂体分泌的促黄体生成素和卵泡生成素也减少,从而引发闭经,患者自然也就难以怀孕了。因此,治疗"饮食性闭经"也是预防不孕的一种措施。

对待"饮食性闭经"可从两个方面进行调理:①通过消除发病诱因恢复正常。有些患者通过正常进食一段时间后,恢复体重,无须治疗即可康复;②通过药物治疗恢复正常。有些患者需要在医生的指导下,服用促排卵药物的同时,正常进食,即可恢复正常排卵。需要强调的是,"饮食性闭经"的发病时间越短,治愈可能性越大。一般情况下,闭经两三年以内的患者治疗效果比较理想。千万不要羞于启齿,使闭经拖延的时间过长,长期的内分泌失调,还会使生殖器官发生萎缩,给恢复治疗增加难度。

 ## 维生素 E 有利于提高孕力吗

衰老从来都是女性最大的天敌,而维生素 E 因为其独特的功效,自然成了女性抗击衰老的法宝。对于女性来说,有很多原因都会导致其出现内分泌失调的情况。女性养成服用维生素 E 的习惯,能避免出现内分泌失调的情况,从而有效避免因为内分泌失调而出现的面部暗黄以及色斑等问题。其实,对于女性来说,维生素 E 不仅可以抗衰老,还能帮助提高女性生育能力。

维生素 E 又叫作生育酚,能促进性激素分泌,增加女性卵巢功能,使卵泡数量增多,黄体细胞增大,增强孕酮的作用,能促进男性精子的生成和增强其活力,对防治男女不孕症及预防先兆流产具有很好的作用。

补充维生素 E 的最好方法就是从食物中摄取,含有维生素 E 比较多的食物有鱼肝油、葵花子油、核桃油、各种绿叶蔬菜、新鲜水果等。但因为维生素 E 在人体中的吸收率不高,所以,需要补充维生素 E 的女性可以在医生的指导下选择维生素 E 制剂来进行补充,一般每日 10～20 毫克便基本足够,补充过多,反而容易出现不良反应。

 ## 女性该如何调养才能预防不孕

为了能够更顺利地实现做母亲的愿望,女性可以在去医院做了全面的检查,排除器质性病变之后,根据月经的情况,居家以平衡气、血、阴、阳为重要法则,辅以调肝、补肾、健脾等调养。

(1)阳虚体质者饮食上应注意少吃寒凉、生冷的食物。

体质特征:形体偏胖,精神状态不好,总是无精打采;面色晦暗,缺少光泽;经常感到身体疲惫,没有力气,喜欢躺着;怕冷,四肢发冷,手脚经常发凉;浑身无力,懒得说话,语声低微;口中乏味,不喜欢喝水或喜欢喝热饮;大便偏稀,小便多,或浮肿,小便不利。

饮食推荐:虫草全鸡。

做法:取冬虫夏草 10 克,老母鸡 1 只,姜、葱、胡椒粉、食盐、黄酒各适量。将老母鸡杀好去毛、内脏后洗净,鸡头劈开后纳入虫草 10 枚扎紧,余下的虫草与葱、姜一同放入鸡腹中,放入罐内,再注入清汤,加盐、胡椒粉、黄酒,上笼蒸 1.5 小时,出笼后去姜、葱后即可食用。

(2)阴虚体质者建议饮食上少食助阳之品,多食黑木耳、藕汁等清热、凉血、止血的食物。

体质特征:形体偏瘦,面色偏红;时常午后感觉烘热,口燥咽干;舌红,苔少或干;喜欢喝冷饮;易心烦急躁,夜寐不安或梦多;大便偏干。

饮食推荐：淡菜薏仁墨鱼汤。

做法：取淡菜 60 克，干墨鱼 100 克，薏苡仁 30 克，枸杞子 15 克，猪瘦肉 100 克。将墨鱼浸软、洗净，连其内壳切成 4～5 段后，洗净；猪瘦肉也洗净切块。把食材一起放入砂锅中，加清水适量，大火煮沸后，文火煮 3 个小时，最后调味，即可食用。

（3）血虚体质者建议饮食上忌食生冷、辛辣、肥腻的食物。

体质特征：面色苍白，或者枯黄没有光泽；嘴唇、指甲缺少血色；头晕目眩，心悸失眠，手足麻木；月经量少，或月经期推迟，或闭经；舌淡苔白。

饮食推荐：乌贼骨炖鸡。

做法：乌贼 30 克，当归 30 克，鸡肉 100 克，精盐适量。把鸡肉切丁，当归切片，乌贼骨打碎用纱布包好，装入陶罐内加清水 500 毫升，精盐适量，上蒸笼蒸熟，每日 1 次。一般 3～5 次可见效。

（4）气虚体质者可吃一些补中益气的药膳，如红枣、龙眼、羊肉等。

体质特征：身倦乏力，少气懒言，爱出汗，劳累时症状加重；头晕目眩，面色㿠白。

饮食推荐：枸杞莲子汤。

做法：取莲子 150 克，枸杞子 25 克，白糖适量。将莲子用开水泡软后剥去外皮，去莲心，再用热水洗两遍；枸杞子用冷水淘洗干净待用；钢精锅加适量清水，放莲子、白糖煮沸 10 分钟后，放入枸杞子再煮 10 分钟即可。佐餐食用。

（5）肝郁体质者建议忌食油腻及不易消化的食物。

体质特征：胸胁部、小腹胀痛或窜痛；胸闷，喜长舒气；抑郁或易怒；咽喉如梗，吞之不下，吐之不出；乳房胀痛、月经不调、痛经或闭经。

饮食推荐：郁芍兔肉汤。

做法：取兔肉 100 克，白芍药 15 克，郁金 12 克，陈皮 5 克。将兔肉洗净切块，与白芍药、郁金、陈皮一起入锅，文火煮 2 小时，再加食盐调味即可，食肉饮汤。

第二节　预防,需要全身动起来

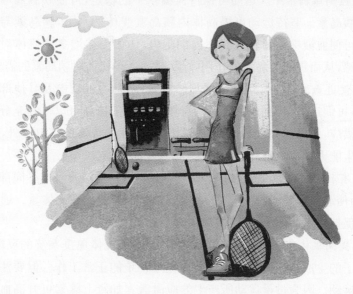

　　运动不仅是保持生命新鲜活力的源泉,而且和生育也是息息相关的。那么,他们之间的联系是什么? 又该如何通过运动来减少不孕的概率呢?

 运动对生育有哪些影响

　　生殖专家认为,不管是否正在准备怀孕,运动对你的健康以及生育能力都有很重要的作用。

　　1. 促进内啡肽的释放　内啡肽是一种可以调节情绪的化合物,而有氧运动可以促进脑垂体释放内啡肽。经常锻炼的人运动后常会感到心情愉悦、精力充沛,这样,他们就会更有精力去过性生活,从而提高受孕能力。

　　2. 缓解压力　运动后体内产生的内啡肽能起到缓解压力的作用,使你有种放松感。这种感觉可持续数小时,且这种情况发生次数越多,人们的压力水平就会降得越低,这无疑对生育是有益的。

　　3. 促进消化　运动可明显改善消化系统问题,如便秘、腹胀、消化不良以及由此导致的肠蠕动减慢。食物消化速度加快可以减轻你的不适,缓解烧心及消化不良等症状。

4. 控制血糖水平　运动可保持血糖水平的稳定,可使胰腺能够更有效地分泌胰岛素。坚持运动可提高体内胰岛素受体的水平,胰岛素与此受体结合后可使血液中的糖转运到体内细胞内,体内受体增多使机体对胰岛素更加敏感,从而提高胰岛素的作用效果,进而减少机体对胰岛素的需求量。

5. 促进血液循环　运动可增加肺容量,增强心脏功能及其他部位肌肉的力量,可促进体内的血液循环,使身体的每个部位都可以得到充分的营养及氧气供应,并能够充分利用,体内的废物也可更有效地排出体外,使得身体的再生能力及自我修复能力增强。

6. 有利于控制体重　无氧运动及有氧运动均会涉及身体不同部位的肌肉,从而使心率增加,提高机体的基础代谢率,有助于控制体重。通过运动让身体保持稳定的体重,这对健康生育是很有利的。

7. 提高机体免疫力　适量的运动可以增强机体免疫系统的反应,增加抗炎因子的生成。规律的运动有利于免疫系统的正常工作。但要注意避免高强度运动。因为过量运动所产生的应激激素如肾上腺素可升高血压及胆固醇水平,从而会抑制免疫系统的功能。

 ## 哪些运动可以有助于提升孕力

女性选择合适的运动,并持之以恒地加以锻炼,完全可以持续拥有健康的孕力。长期久坐会导致淋巴或血行性栓塞,使输卵管不通,所以专家建议想要生育的女性应保持每天 30 分钟左右的运动时间。以下六种运动都是维持孕力的方式。

1. 走路　随身携带一个小型的计步器,每天走的步数超过 5 000 步。研究表明,坚持达到每天一万步,对心脏也是极为有利的。你可以利用琐碎的时间走路,例如饭后散步、走路上班、走路买菜等。

2. 慢跑　慢跑的主要功效和走路其实是一样的,但是强度要大于走路,更能够有效地增加腿部的肌肉耐力。但应注意选择专门跑步的鞋子,因为专门的跑鞋有很好的减震功能,可有效降低腿部关节在慢跑中所要承受的压力。

3. 游泳　游泳是一种全身均衡的运动,身体的各部分都能锻炼到,运动方式决定了它是一个对协调性要求很高的运动。而女性在分娩过程中同样也需要协调身体各部分肌肉的能力。因此几种不同泳姿的变换,持之以恒的锻炼方式,能最大限度地增加身体的协调性。

4. 练瑜伽　瑜伽的重点在身心的平衡,所以进行瑜伽的练习可以消除浮躁紧张的情绪。其次,练习瑜伽可以增强肌肉的张力,增强身体的平衡感,提高整个肌肉组织的柔韧度和灵活度。同时刺激控制激素分泌的腺体,加速血液循环。另外,瑜伽还能够很好地控制呼吸,对内部器官起到很好的按摩作用。

5. 练普拉提　普拉提对腰腹的锻炼作用是非常明显的,而塑造好结实的腰腹肌肉组群对女性日后的怀孕和生产都十分重要。在怀孕前练习普拉提的女性,自然分娩率明显提高。因为这些女性的腰腹肌肉往往更坚强。

6. 腰腹部和骨盆运动　女性常做腰腹部和骨盆的锻炼,既能瘦身,又能舒展和活动筋骨,对以后的生育非常有利。①坐式侧腰伸展:双腿交叉盘坐,腰背挺直。吸气,将右手举过头部向左边伸展,当你伸展到极限时,呼气,感受右侧身体的拉伸。保持伸展姿势 5 秒钟。恢复原位,换另一边重复上面的动作,每边各 4 次。②扭动骨盆运动:平躺在床上,双手伸直放在身体两旁,右腿屈膝,右脚心平放在床上,膝盖慢慢向右侧倾倒;待膝盖从右侧回复原位后,左腿屈膝做同样动作;然后双腿屈膝,双腿并拢,慢而有节奏地用膝盖画半圆形,由此带动大腿、小腿左右摆动,注意双肩要紧靠在床上。每天早、晚各做 2 次,每次 3 分钟。

 ## 怎样练瑜伽有助于怀孕

1. 弓式　俯卧在地上,双手向后打开,慢慢抓住双脚;吸气,屏住呼吸,以腹部为中心,将腿、头、胸同时向上抬起,保持身体平衡;尽可能长时间地屏住呼吸;呼气放平身体,重复3～4次;将胸部舒展开来,让血液在腹部充分循环。它能够调节躯干和四肢的循环系统,同时还能促进女性生殖系统健康。

注意:背部或腰腹疼痛者不宜练习。

2. 腰背伸展式　在地板上坐直,并拢双腿向前伸;双臂平伸,身体慢慢向前弯曲,两手轻轻抓住脚趾;尽可能伸展,将头埋在双臂中,保持姿势几分钟;收缩腿部肌肉,让血液在骨盆充分循环,慢慢充溢全身的活力会大大激起你的欲望。这一前倾的姿势能够极好地促进性健康,它使骨盆和臀部得到放松,增强性腺素的分泌。

3. 莲花坐 双腿屈膝,小腿内收,让脚面充分接触另一侧大腿的内侧,如果柔韧性好的话,可以让小腿交叠,把左脚放在右大腿上,右脚放在左大腿上,呈盘腿而坐的姿势。挺直腰背,让髋部充分打开,有利于女性生殖系统局部的血液循环。

 ## 哪些运动能够有效提高女性性功能

美好的性爱,高质量的性生活不仅是夫妻双方的生理需求,也是孕育一个健康宝宝的重要前提。但现实生活中,有不少育龄女性出现不同程度的性欲低下,对性生活提不起兴趣,从而导致夫妻关系的不和谐,怀孕生子更是无从谈起。下面就来简单介绍一些能够提高女性性功能的运动。

1. 游泳 游泳,尤其是蛙泳、蝶泳,可以帮助女性有效预防子宫脱垂、直肠下垂、膀胱下垂等疾病,还能增强腹部肌肉,提升女性性生活时的感觉。

2. 骑自行车 经常骑自行车可以锻炼女性的腿部关节和肌肉,对距小腿关节(踝关节)也很有锻炼效果,让女性的体型更完美,更紧致。

3. 散步 坚持每天散步 30 分钟以上,不仅有利于减肥和保持体型,还能帮助提升女性的性欲望。

4. 打排球 通过观察不难发现,排球女运动员的臀部肌肉和腹部肌肉都是非常棒的,其实排球不仅对臀部和腹部肌肉起到很好的锻炼效果,同时能提高各项动作的灵敏性和协调性,有助于享受更多床笫间变化的乐趣。

5. 臀部按压 具体操作方法是,坐在椅子上,将手放在骨盆两侧,帮助臀部用力向下压坐垫,同时用后背挤压椅背。如此重复 3 次,然后将臀部向左右移动,当骨盆能够胜任灵活运动时,便能轻松地享受性生活所带来的乐趣了。

 ## 运动有助于预防子宫内膜异位症吗

调查发现,子宫内膜异位症患者引起的不孕症发病率达 40% 左右,它已成为不孕症的主要原因之一。所以,子宫内膜异位症不仅为广大医务工作者所关注,还引起了众多育龄女性的重视。

子宫内膜异位症是指原本属于子宫里面的内膜组织,生长到子宫外面的地方而引起的一组临床症状。它们可以散落在腹腔或腹膜的表面,也有可能长成卵巢囊肿(又称为巧克力囊肿)或子宫肌瘤(又称子宫肌腺症),是妇科中复杂的疾病之一,不容易治疗,会导致粘连,且容易复发。子宫内膜异位症的主要症状就是痛经、性生活疼痛以及女性不孕。

子宫内膜异位症对女性的伤害如此之大,所以,对于其预防刻不容缓。专家建议,预防子宫内膜异位症,不妨多参加运动。经常参加运动的女性,身体免疫系统较为健全,运动者体内的白细胞特别是吞噬细胞活跃,能处理流窜的经血和内膜组织。此外,运动能增加体内雄性激素的浓度,能对抗雌激素。研究显示,每周运动超过 2 小时的女性,得子宫内膜异位症的概率比没有运动者少一半。其中以练习跑步和弹跳效果最佳,因为这对肌肉和关节的牵拉和刺激作用最强,后者又能提高雄性激素的浓度。

 ## 如何通过练瑜伽保养卵巢

有研究表明,女性做一定量的瑜伽锻炼可以防止卵巢早衰。

1. 束角式脊椎扭转

(1)方法:臀部坐于地面,两脚掌相抵,双膝向两侧打开,大腿尽量接近地面,脚跟尽量接近会阴;脊背舒展,双肩松沉,束角式保持;右手从左侧抓双脚,左手落在身体正后方的地面,指尖向后,吸气,脊背舒展;呼气,扭转腰背向左后扭转,肩膀打开,眼睛看向左后方。保持呼吸 5 次。而后换另一侧。

(2)功效:按摩盆腔内的脏器;调理子宫,保养卵巢;排除腹部浊气,调理肠胃系统;按摩整个脊柱,治疗颈椎腰椎的疼痛。

2. 手抱腿式

(1)方法:束角式坐于地面,左手抓左脚腕,将左脚放于右肘内;双手在左小腿前交叉抱小腿;吸气,腰背舒展,呼气,双手抱小腿贴近胸部;小腿尽量平行地面;保持呼吸 6～10 次。而后换另一次。

(2)功效:舒展髋关节,促进骨盆血液循环,增强肌肉的弹性,使其保持健康;保养子宫,调理月经,保养卵巢。

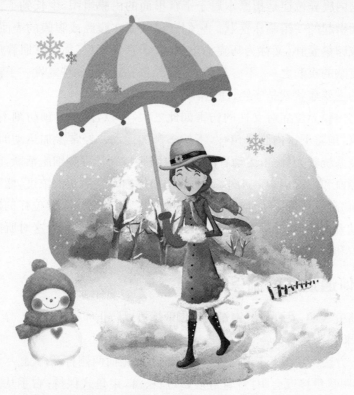

　　不孕有时只是某些隐形疾病在你身体上的表现而已,当这些"元凶"被消灭了,不孕症自然就会不告而别了。

 如何使子宫更年轻

　　在临床上,有不少女性年纪轻轻就出现月经减少、紊乱和闭经,腹痛、腰酸和白带多等症状,这是"子宫老化"现象。这种情况是很不利于生育的。下面介绍几种能够帮助保养子宫的方法。

　　(1) 快走可改善子宫血液循环。每天快步走 30 分钟,子宫血液循环速度可提高 10%。

（2）每周游泳一次，提高宫缩能力。医学专家研究发现，每周游泳2小时，可使宫缩能力提高一成以上。养成游泳习惯，能提高宫缩能力，保持子宫内温度。

（3）每周做3～4次"暖宫操"。方法是：双膝自然分开，跪在垫子上，挺直腰部，向前弯腰，让胸部尽量接近垫面，保持5分钟；接着平躺在垫子上，做收腹提臀运动，臀部在空中尽量保持3～5分钟，感觉子宫随着身体一起收缩。

（4）科学避孕。避孕套既能有效避孕，还能防止性传播性疾病感染子宫，让子宫"青春常在"。优秀的"口服避孕药"不仅能避孕，还能调节月经周期。当然，为避免连续长时间服用同一种长效避孕药带来的不良反应，应每年更换一种。

（5）在排卵期夫妻过性生活可温暖子宫一整月。性高潮时出现的子宫痉挛对子宫有良性的刺激作用，它相当于一次针对子宫的按摩。规律的性生活不仅能够使男女双方更加浓情蜜意，还能增加子宫血液循环。

 冬季如何预防痛经

大量临床资料表明，不孕症伴有痛经者占56%，而痛经一旦消除者，患者也立即受孕。可见，痛经和不孕有着非常密切的关系。

很多女性都有这种感觉，就是一到冬天就容易痛经，或原有的痛经有加重的现象。对此，专家解释说，冬季痛经多是因为女性个人体质虚寒，或是因为不良的生活习惯使得喜温的子宫受凉了。鉴于痛经和不孕的密切关系，育龄女性们有必要了解冬季如何更好地预防痛经。

首先，注意保暖，衣着不能过于单薄。很多女性为了所谓的性感和美丽，即使在大冬天也忍冻穿短裙、丝袜，这样很容易致使腹部受寒着凉，导致子宫、下腹部血液循环不畅、子宫肌痉挛，从而导致痛经的发生。

其次，研究发现，多运动能够调畅气血、改善血液循环，使全身温暖，也就是所谓的"动则生阳"。所以，预防痛经还需要加强体格锻炼，增强体质，增强人体对寒冷的适应能力。

第三，注意饮食调理，可以适当多食用一些温热性食物，如牛肉、羊肉等，少食寒性食物，禁止食冷饮。

第四,保持愉快的心情,树立积极的生活态度。

第五,坚持用热水洗脚,经常用热水泡脚,以防止"寒从脚起"。

冬季多见寒湿凝滞型痛经,因此在寒冷的冬季,女性经期一定要注意保持身体暖和以加速血液循环,并注意松弛肌肉,尤其是痉挛及充血的盆腔部位。一般来说,做好下半身的保暖工作,女性可以避免感染许多妇科疾病以及不孕的发生。

 ## 如何预防子宫内膜异位症造成的不孕

子宫内膜异位症是精卵无法相遇的罪魁祸首。由于子宫内膜异位,会让一颗充满生命力的卵子无论如何也无法拥抱哪怕最苗壮的精子。临床发现,30％左右的女性不孕是因为子宫内膜异位症在作怪。

要预防子宫内膜异位性不孕,可从以下几方面进行。

1. 注意避免手术操作所引起的子宫内膜种植　预防子宫内膜异位性不孕,女性应避免在孕中期作剖宫取胎术。如无法避免手术,医生应为患者用纱布保护好子宫切口周围组织,以防宫腔内容物溢入腹腔或腹壁切口。另外,需注意在月经前禁做各种输卵管通畅试验,以免内膜碎屑进入腹腔。

2. 注意防止经血倒流　防止经血倒流要注意:经期不要做盆腔检查,如有必要,操作应轻柔,避免挤压子宫;如有生殖道畸形所致的经血外流受阻时,要及时接受手术治疗。

3. 提倡适龄婚育和药物避孕　因为妊娠可延缓子宫内膜异位症的发生发展,所以医生建议子宫内膜异位症患者最好及时孕育。已有子女的人,可长期服用避孕药片抑制排卵,以使子宫内膜萎缩和经量减少。

4. 注意不宜在经前进行宫颈冷冻、电弹、锥切和整形术　研究发现,如果在经前进行这些手术,会增加子宫内膜种植在手术创面的危险。因此,预防子宫内膜异位性不孕,要避免在经前进行宫颈冷冻、电弹、锥切和整形术。

 ## 子宫肌瘤该如何预防呢

一般情况下,子宫里如果有肿瘤或炎症,辛苦到达的受精卵就不能着床生长发育。子宫内膜结核、子宫内膜息肉或子宫内膜分泌反应不良等问题都会影响受精卵着床,降低妊娠率。形象地说,受精卵就是一位挑剔的豌豆公主,如果"床垫"不够舒服,那这位娇气的小公主就会夭折,子宫黏膜下肌瘤就是那粒致命的豌豆,可造成不孕或孕后流产。所以,对于想要生育的女性来说,及时预防子宫肌瘤很有必要。

1. 做好清洁 防止感染是女性防止子宫肌瘤的最基本措施,因此保持外阴清洁干燥非常重要。做好外阴清洁可以防止病原体进入子宫,从而引发子宫肌瘤。

2. 避免不洁性生活 性生活过于放纵会给子宫健康带来诸多隐患。如性生活不洁,容易让病原体经阴道进入子宫腔内,导致子宫内膜感染,最终引起子宫肌瘤。

3. 积极避孕 研究发现,人工流产会严重损伤子宫,增加女性患子宫肌瘤的概率。因此,如还没有生育的打算,性生活时一定要做好避孕措施,减少人工流产的次数,以免因为流产次数多,刺激子宫的正常修复,容易导致子宫肌瘤的发生。

4. 减少高脂肪饮食 研究表明,高脂肪食物进入人体后,会促进女性雌激素的分泌,给子宫造成一定的刺激作用,刺激子宫的正常修复,引发子宫肌瘤。所以,女性朋友们在生活中要坚持低脂肪饮食,要多喝水,减少辛辣以及刺激性强的食物的摄入。

 ## 如何预防月经不调性不孕

月经是女人孕育能力的晴雨表,规律的月经也是卵巢功能正常的标志。每次月经来潮,就意味着卵巢尽职地释放了一枚卵子,也是孕育生命第一步的开始。所以说,月经不正常,直接影响女性的生育力。

女性该如何预防月经不调?

1. 减压 适当运动减压;吃香蕉等减压食物。

正值生育年龄的女性,如果长期处于压力之下,就会使下丘脑和垂体的功能受到抑制,导致卵巢不再排卵及分泌雌激素,从而引起月经失调。

2. 切勿贪凉 少吃寒凉食物,避免下半身受凉,多吃大蒜生姜等。

月经期间吃雪糕、冰激凌等寒凉食品,或者冬天穿得很单薄,都会使盆腔内的血管收缩,导致卵巢功能紊乱,引起月经量过少,甚至闭经。

3. 防止便秘 每天清晨空腹喝一匙蜂蜜或香油。

如果女性长期便秘,使子宫经常保持在后倾位置,就会导致月经失调。

4. 远离抗生素 经常锻炼身体以增强自身免疫力,如需服用抗生素应遵医嘱。

滥用或经常大量地使用抗生素,对女性而言可致月经失调,引起不排卵,甚至闭经。

5. 及时戒烟 坚决地戒烟,并适量补充维生素 C。

烟草中的尼古丁能降低性激素的分泌量,从而干扰与月经有关的生理过程,引起月经失调。

如何预防卵巢早衰

卵巢是孕育卵子的器官,是生命的源头。虽然成人的卵巢只相当于自己的拇指指头那般大小,但却掌管着卵子的制造和释放的工作,任何一点小小的差错,都会使孕育过程变成水中捞月。可是,随着时代的发展,越来越多的育龄女性开始遭受到卵巢早衰的侵袭,有的甚至因此失去了为人母的资格。

其实,卵巢早衰是可以避免的。主要有以下一些措施。

1. 饮食 要注意营养平衡,除了蛋白质足量摄入外,脂肪及糖类应适量,同时特别注意维生素 E、D 和铁、钙的补充,其中适当补充维生素 E 可以清除自由基,改善皮肤弹性,推迟性腺萎缩的进程,起到抗衰老的作用,并可调节免疫功能。

2. 合理运动 运动有利于促进新陈代谢及血液循环,延缓器官衰老。运动应该量力而行,持之以恒,循序渐进,如慢跑、散步、广播操、太极拳均是较适宜的运动。保证充足睡眠,晚餐不宜过饱,晚上不做剧烈运动。维持和谐的性生活,可增强对生活的信心,精神愉快,消除孤独感,缓解心理压力,并能提高人体免疫功能。

3. 减压 重压之下的白领女性要学会自我调节情绪。人的情绪轻松愉快时,脉搏、血压、胃肠蠕动、新陈代谢都处于平稳协调状态,体内的免疫活性物质分泌增多,抗病能力增强。另外,善于控制和调整情绪,保持乐观、豁达的心情,也更有利于好"孕"的到来。

子宫发育不良的保健措施有哪些

子宫是女性重要的生殖器官,它是产生月经和孕育胎儿的重要场所,被人们誉为"月经的故乡""胎儿的宫殿"和"生命的摇篮"。据有关研究资料表明,子宫异常不孕占女性不孕症的 30%～40%,其中子宫发育不良是导致女性不孕的重要原因之一,约占 16.2%。

子宫发育不良,也称幼稚型子宫,是指子宫结构和形状正常,但体积较小,子宫颈相对较长,且可伴有痛经、月经稀少、原发性或继发性闭经。对于子宫发育不良,其保健措施有哪些呢?

(1) 注意生活规律,营养充分,饮食有节,避免过寒过凉。在发育期切莫盲目节食减肥,特别是发育期瘦弱的女性,尤须注意。

(2) 注意锻炼身体及劳逸结合,适当增加肉食类饮食,以促进性器官发育。因为脂肪是生成多种激素,尤其是性激素的必备物质,所以,一定要注意合理的饮食摄入。

(3) 青春期少女和育龄女性应加强营养,多吃大豆、乌贼、香菜等食品。

如何预防宫颈黏液的异常

医学研究证实,宫颈黏液的分泌受到卵巢激素的调节。雌激素的刺激可使宫颈产生大量水样的、碱性和无细胞的宫颈黏液,伴有明显的羊齿结晶、拉丝现象和受纳精子的性质。当宫颈黏液黏稠,而且量少时,精子自然很难通过。所以,宫颈黏液异常,精子难以保持正常的活力或正常的运动,即使男女双方其他方面没有任何问题,也是不易正常怀孕的。

出于宫颈黏液在孕育中的作用特殊,对于宫颈黏液异常导致的不孕症患者来说,有针对性的预防是恢复正常生养能力的重要一环。

(1) 女性要注意卫生,尤其是经期卫生,以免不必要的感染。

(2) 性生活前,双方需认真清洗生殖器,以防细菌、病毒、病原体随阴茎进入阴道而危及宫颈。

(3) 性生活要讲究文明,不追求过深的刺激,以防对宫颈造成创伤,引起宫颈感染、糜烂。

(4) 不滥用药物,去除一切不利于宫颈功能的因素,这样就会使分泌宫颈黏液的宫颈上皮得到保护。

卵巢囊肿的早期信号有哪些

怀孕与生育的物质基础是卵子和精子,而卵子是由女性的卵巢产生的,所以,卵巢的健康与否与女性的生育能力有着密不可分的关系。卵巢健康的红灯一旦亮起,其生育能力必定会大打折扣,所以女性朋友一定要多了解一点卵巢疾病的早期信号。这里就简单介绍一下卵巢囊肿的早期信号。

1. 腹围增粗、腹内肿物　如果出现这种症状,很可能是患上了卵巢囊肿。

2. 腹痛　患者运动或者静坐后站起,会感到小腹有些疼痛。这是因为囊肿内的积液在重力作用使卵巢下垂,患者运动时自然会有坠痛感。

3. 痛经或月经紊乱　出现痛经或者原有的痛经症状持续加重。卵巢囊肿因为不破坏所有的正常卵巢组织,所以多半不引起月经紊乱。但有的子宫出血并不属于内分泌性,或因卵巢瘤使盆腔的血管分布改变,引起子宫内膜充血而起;或由于卵巢恶性肿瘤直接转移至子宫内膜所致,所以内分泌性肿瘤所发生的月经紊乱常合并其他分泌影响。

4. 压迫症状　巨大的卵巢肿瘤可因压迫横膈而引起患者呼吸困难及心悸,卵巢肿瘤合并大量腹水者也可引起此种症状。但有的卵巢肿瘤患者的呼吸困难系由一侧或双侧胸腔积液所致,并且往往合并腹水。

5. 不孕　研究发现,卵巢囊肿是导致不孕症的一个病因,这与囊肿大小无直接关系。所以,不孕也可以作为卵巢囊肿的早期信号。

6. 尿频或排尿困难　这很可能是较大的囊肿挤压到了膀胱所致。

女性如何呵护自己的卵巢

卵巢是女性的性腺器官,卵巢功能紊乱,不仅会对女性的体态、皮肤、毛发乃至声音都会有所影响,更重要的是,它还会影响生殖功能,甚至造成女性不孕。因此,卵巢健康对女性非常重要。

专家介绍,提前做好保养工作,好好爱护自己的卵巢,不仅可以使女性生理正常运转,而且女人的整个气色、皮肤都如水般嫩。

(1) 饮食调理应顺应卵巢的周期性变化特点:卵巢在一个月经周期中

有卵泡期、排卵期和黄体期,中医认为月经周期不同的阶段,体内阴阳气血处于不同的状态,如月经期过后的时期是阴长为主,不能过分温阳,而应静养阴血,食物上宜清淡,如豆类、块茎类食品;月经来潮前的阶段是阳长时期,可适当吃些温养的食物或药物,并增加运动以使气血流畅等。

(2)多吃富含植物性雌激素的食物,像豆类、谷类、小麦、葵瓜子、洋葱等食物。平时可以用大豆、红豆、黑豆弄豆浆喝,属于天然补充植物性雌激素的方法,而且有益健康,可以多喝。另外,黄瓜、茄子、绿豆、香菇、番薯、苹果等蔬果,对于保养卵巢来说,也有不错的功效。

(3)身心健康最重要:良好的心态能维护卵巢功能,女性的生殖内分泌受大脑皮质的影响,长期劳累、精神紧张或抑郁寡欢的人,大脑皮质也受抑制,可直接影响女性内分泌功能。多做体育锻炼,做瑜伽、游泳、健走都可以释放压力,同时也是保护卵巢、提高骨密度的有效方法。

 ## 女性如何预防性欲障碍

一次高质量的,让双方都满意的性生活有助于提高受孕概率,相反,男女有一方若出现性欲低下,就很有可能导致不孕不育。对于女性来说,性欲障碍也是可以预防的。

1. 轻松减压,释放性欲望 紧张的工作,繁忙的家务,很容易将本能的性欲望无声地掩盖。要想预防性欲障碍,需要夫妇双方轻松减压,以完全放松的心态去面对性生活。同时,要共同培养性生活的乐趣,并正确调整性生活的规律,让一切琐事都给性生活让路。拥有高质量的性生活也有助于生育健康的孩子。

2. 性欲同步,共达性高潮 由于男女心理和生理上存在着差异,所以经常会出现一方冲动已起,而另一方还无动于衷;或一方已结束了性高潮,而另一方则刚开始出现性兴奋等性欲不同步情况。这些不和谐的因素都会导致性欲的淡化。了解对方的性欲特点、尊重对方的感情,性生活前做必要的调情准备,使彼此性欲同步产生共入高潮,是性生活和谐的关键。

3. 和睦相处,和谐性生活 性生活是两个人情感和肉体的交融,没有爱的性生活终究不是完美的。现代医学表明,合理的性生活有益身心健康,情绪易波动的人常会出现性功能障碍。因此,当遇到性生活不协调时,夫妻间应交流一下各自的性感受,帮助对方克服性生活中的消极因素。

4. 谨慎用药,保护性功能　如镇静剂、降压剂、可卡因、乙醇等可抑制人的性欲。而适量的维生素和矿物质可以增强人的性欲。另外,服用些中药(如枸杞子、人参、鹿茸等)来提高性欲也有很好效果。

甲状腺疾病也会影响女性生育吗

某医院首例四胞胎的诞生曾引起社会的广泛关注,而事件的女主角,也就是四个孩子的妈妈多年不孕的原因之一就是患有甲状腺功能亢进症(简称甲亢)。甲亢治好了,她也奇迹般地怀孕了,而且还是四胞胎。不孕不育专家曾说过,严重的甲亢可能导致闭经、不孕,在妊娠期还会导致流产、早产、先兆子痫、胎盘早剥等的发生率的增加。可见,甲状腺疾病对于女性的生儿育女还是有很大的影响的。

甲状腺疾病好发于女性,尤其是育龄期女性。通常情况下,甲状腺并不大,随着吞咽可以上下移动,是看不到也摸不着的,但如果摸到肿块,或者发现脖子变粗,一定要想到是否发生了甲状腺疾病。甲状腺功能的异常会影响妇女的月经和排卵,导致影响女性怀孕。而即使是怀孕的女性患了甲状腺疾病,也会对其胎儿造成不同程度的伤害。所以,育龄期女性一定要对甲状腺疾病引起足够的重视。

其实,患上甲状腺疾病并不可怕,可怕的是患上了甲状腺疾病之后自己并不知道,或者不引起足够的重视,没有积极主动地接受治疗。在这里提醒正在计划怀孕的育龄女性,如果发现自己可能患有甲状腺疾病,一定要先到医院寻求内分泌科医生的帮助,待甲状腺功能调理好,再准备受孕。

如何避免性传播疾病对生育力的伤害

人类的生儿育女大多是在20~35岁年龄段之间完成的,可就在这个性发育成熟,性功能最活跃的阶段,性传播疾病也最易发生。国外曾报道,性病发病率最高的年龄段是19~25岁。众所周知,性病不仅严重影响人们的生育能力,还会危及下一代人的健康。所以,育龄男女一定要注意警惕性传播疾病的侵袭。专家认为,对于性传播疾病,预防才是关键。

那么,该如何做到预防性传播疾病呢?专家提出了以下几点建议。

（1）加强宣教。对中学生进行正确地恋爱观教育，避免其过早恋爱及出现性行为。成年人要懂得洁身自爱，避免出现婚外性行为，杜绝不洁性生活及接触毒品等不良行为。

（2）对高危的人群进行监测及加强国境检疫工作。

（3）加强妇幼卫生保健宣教，避免共用公用马桶、浴池等，注意卫生用品消毒。

（4）对多年不孕的夫妇，双方需进行常规的性传播疾病病原体的检查，特别是衣原体、支原体的检查。若一方已发现有性病，应避免性生活或在性生活时提倡使用物理屏障，如用避孕套等，同时对性伴侣进行检查和治疗，彻底消灭传染源。

（5）由于性传播疾病主要通过性行为传播，因此需改变不洁的性生活习惯。同时，双方需及时检查并接受正确的治疗，以期根治及防止再次感染。

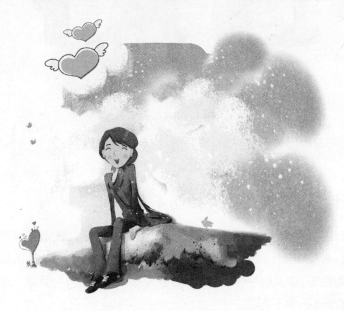

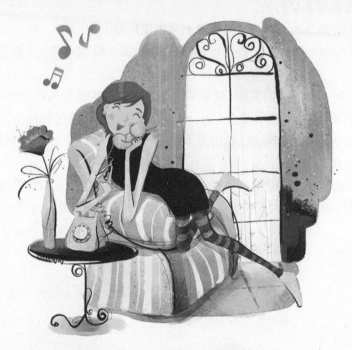

导致不孕的因素纷繁复杂,要预防,细节不容忽视。

 为什么青春期就要开始防不孕不育

专家认为,在人生的不同时期都要关注生殖健康。在童年期要及时接种卡介苗,避免染上结核而破坏幼嫩的生殖器;男孩应积极预防腮腺睾丸炎,如发现隐睾,应及时手术治疗,以防睾丸萎缩。另外,一旦进入青春期就应该注意预防不孕不育了。

对此,专家解释说,青春期因生殖器发育迅速,故亦是预防不孕症的重要时期。要警惕无孔处女膜横隔等生殖器畸形导致的青春期贫血;切勿过早性生活,未成年或者未婚女性性生活后,极易怀孕而被迫做人工流产,易引起生殖器炎症,从而阻塞输卵管;不贪食而过胖,不追求苗条而厌食,不挑食而营养缺乏，以利生殖器正常发育。

同时，生殖期要注意卫生，拒绝婚外性行为，不经期性交；便前便后养成洗手的习惯，以防手指上的病原体传染给生殖器；切实做好避孕措施，意外怀孕而被迫做人工流产的要到正规医院进行；要注意营养全面，不过度饮酒，不吸烟不吸毒；不在高温下持续工作，内裤避免过紧；要在最佳生育年龄段及时完成生育；及时治疗内分泌疾患等慢性病。

如何防止辐射对女性生育能力的伤害

随着生活水平的提高，各种各样的家电开始进入了我们的生活。但女性朋友们在享受这些高科技产物带来方便的同时，有没有注意到自己又陷入了另一重的伤害之中？只要电器处于操作使用状态，它的周围就有电磁场或电磁辐射。这些电磁辐射充斥着室内空间，直接影响着女性的循环系统、免疫、生殖和代谢功能。对于有生育需求的女性来说，全面防辐射非常重要。

大量的辐射，很难保证不对女性生殖系统以及未来的胎儿造成伤害，所以从事IT行业或是电视台等工作，需要频繁、大量接触电子仪器的女性或放射科医生来说，需要考虑调离原岗位。

如果女性的工作环境必须面对大量电脑，那么建议备孕前3个月就开始穿上防辐射服；通常情况下，家用电器只要摆放在离人经常逗留处1.5米以外，就能大大降低辐射对人体的伤害；可以选择食用一些防辐射的食物，如番茄、胡萝卜、紫苋菜、绿豆、金枪鱼等。

预防不孕，哪些生活喜好需暂时搁置

吸烟酗酒、长期熬夜等不良生活习惯会导致女性不孕，这是大家都了解的，很多育龄女性也开始有所关注。但有些女性朋友认为很正常也经常做的事，如喜欢穿丁字裤、经常烫发染发等，也不利于女性正常的生育。想要预防不孕，下面的这些事，备孕女性最好先敬而远之。

1. 穿丁字裤　丁字裤通常都比较紧，后面是一根或两根窄窄的绳子，走动时会对尿道口、大小阴唇、阴道口、肛门等产生摩擦，导致发炎、瘙痒、分泌物增多。而且丁字裤的质地通常是不透气的锦纶质地、合成纤维等，容易滋生细菌,诱发过敏、感染真菌等。所以,备孕女性最好不要穿丁字裤。

2. 涂指甲油　指甲油一般都是以硝化纤维为本料,配上很多种化学溶剂制成。这些原料通常会有一定的生物毒性,长期使用可造成慢性中毒。指甲油不仅通过指甲缝直接伤害皮肤,其特殊气味还会刺激嗅觉神经,对女性的伤害很大。

3. 烫发染发　染发剂的有害成分不止一种,除了会直接刺激头皮引起瘙痒、皮炎外,还会通过皮肤、毛囊进入人体,进入血液,成为淋巴瘤和白血病的致病元凶。另外,染发剂中的有毒化学物质进入人体后,需要通过肝和肾进行代谢,长期反复吸入自然会伤害肝肾功能。

4. 化浓妆　很多化妆品中都含有有害化学成分,如砷、铅、汞等,这些物质可被女性的皮肤和黏膜吸收,进入血液,可影响受孕。另外,化妆品中的一些成分,经阳光中的紫外线照射后会产生有致畸作用的芳香胺类化合物质。

5. 使用香水　香水中所含的化学成分,大多都有一定的毒性,会导致过敏,且会对胚胎产生不良影响。另外,有些香水中含有麝香,久闻麝香不易怀孕,怀孕的人闻麝香甚至会导致流产。夏天使用的花露水就含有麝香成分,备孕女性不要使用。

性生活的质量和成功受孕有关系吗

生活中,有很多夫妻,尤其是长久备孕未成功的夫妻,为了能够尽快要个孩子,一味地增加性生活的时间和频率,完全不管性生活的质量如何。有的夫妻甚至将过性生活作为要孩子的一种手段,每次都是机械性地完成,根本无法从中享受到美满的性爱所带来的乐趣。遗憾的是,性生活的质量和受孕率的高低是相辅相成的,只有美满的性生活才有可能增加受孕率。

美国一项最新的研究证明,古人所说的"情深婴美"完全是合理的,性生活质量和生育能力挂钩,即感情越好,性生活感受越强,生育的孩子质量越高。对此,相关研究人员解释,在比较完美的性生活中,男性完全兴奋起来,射出的精子数会比平常多10%,而且精子活力也更好,精液中的营养物质和激素成分充足,更有利于精子游动,"赶去"与卵子结合。另一方面,完美性生活可以使女性达到高潮,此状态下,卵子的生命力强,女性体内激素分泌旺盛,宫颈黏液中碱性分泌物充足,子宫剧烈收缩,会使宫腔内形成一种负压,有助于把精子"吸入"子宫颈,进而增加怀孕的概率。同时,女性高潮期间释放的催产素,还能帮助精子更顺利地与卵子结合。确保女性在男性射精之后再达到高潮也容易使精子在女性体内存活的时间更长,受孕概率更高。

所以,性生活次数越多越容易怀孕只是一个误区。保持合适的性生活频率,并努力提高性生活的质量才是提高受孕率的关键。

女性年龄和卵子质量有什么关系

卵子是女性的生殖细胞,每个月由一侧的卵巢产生一个卵子。卵子必须成熟以后才能从卵巢中排出。一个妇女一生约排出 400 个卵子,最多也不过 500 个卵子。卵子一般的存活时间为 12~24 小时,也有报道称卵子可以存活 36 小时,这应该是比较"强壮"的卵子。成熟的卵子直径可达 18~20 毫米,卵子作为人体中最大的一种细胞,承担着人类繁衍生命的作用。

女性在自己还是 3~6 孕周胚胎的时候就已形成卵巢的雏形,至出生时卵巢中已有数百万个卵母细胞形成,但经过儿童期、青春期,到成年就只剩 10 万多个卵母细胞了。随着女性年龄的增长,其卵子的年龄也在增长。卵子质量下降,是许多高龄女性发生不孕和流产的主要原因。因为老化的卵子表面覆盖的透明带比正常的卵子要厚,会阻挡精子进入,导致受孕率降低,不孕不育也就随之而来了。

年龄超过 35 岁的女性,卵母细胞分裂过程中有可能发生细胞分裂错误,从而导致染色体异常。另外,较老的卵母细胞的分解错误和基因错误,还可能会阻碍受精卵正常发育,从而导致流产。所以,女性最好在 35 岁之前完成生育的任务。

不过,卵子老化的程度在每位女性身上的表现并不是完全相同的,有些女性的卵子质量下降的速度会比其他人慢一些,而有一些则会出现卵巢早衰、卵子过早退化的表现。

提高卵子质量需要注意哪些生活细节

健康的卵子是生育健康宝宝的重要前提,如果女性没有健康的卵子,生育就无从谈起。所以,为了孩子,也为了自己的青春容颜和健康,女性一定要好好呵护自己的卵子。

1. 饮食保养　女性容易出现缺铁性贫血,多吃菠菜、动物内脏等高铁食品,能让卵子更健康;豆腐、豆浆中含有大量植物蛋白,能让卵巢更结实、卵子更健康;酒精会"催眠"卵巢,降低卵子活性;香烟中的尼古丁等毒素会加速卵巢老化,甚至可能直接危害卵子。

2. 少吃止痛药　滥用止痛药可导致产前、产后、分娩时出血,有些成分还可能引起胎儿畸形、阴茎发育不全。

3. 远离辐射　一般家用电器电磁辐射都很小,只要不集中摆放,一般不会造成电磁污染。

4. 慎做人工流产　人为终止妊娠容易导致子宫内创伤,有时还可能干扰卵巢内分泌功能,影响怀孕。

5. 避免迷信卵巢保养　现在所流行的卵巢保养一度使很多女性重新看到了希望,其实这种做法很不可靠。因为用作卵巢保养的香精油质量良莠不齐,劣质的精油渗入人体后,反而会影响内分泌水平,从而降低卵子活性。

6. 调节情绪　良好的精神状态对于卵子质量的提高也是有帮助的。因为过度焦虑和抑郁会影响卵巢功能和正常排卵,从而导致不孕。

7. 适度的运动　适度运动可以促进女性体内激素的合理调配,确保受孕时女性体内激素的平衡和受精卵的顺利着床,避免怀孕早期发生流产。

 ## 女性如何注意经期卫生

在月经期间,女性子宫内膜会出现周期性地脱落,子宫颈口微微张开,盆腔充血等致使生殖器官局部防御功能下降,如不注意卫生,细菌很容易侵入生殖器官,从而导致各种妇科疾病,如月经不调、痛经、外阴炎、阴道炎、宫颈炎、子宫内膜炎,附件炎、盆腔炎等,而这些病症均会妨碍婚后受孕。因此,预防婚后不孕,女性一定要注意经期卫生。

1. 使用干净有质量保证的卫生用品　月经期间要养成勤换卫生巾的习惯。在使用卫生巾时,如发现有瘙痒或红肿等过敏症状应该立即停止使用,停用后一般皮肤可恢复正常。

2. 保持外阴卫生　每天要用洁净的温水洗净外阴,洗时要从前向后洗,不要从后往前洗,以免把肛门附近的细菌带到外阴部,月经期应用淋浴或擦浴来代替盆浴或坐浴。保持外阴卫生,如擦洗外阴部的毛巾不能与别人共用,也不能用于擦澡或擦脚,以免把细菌带入阴部。

3. 注意不要用碱性强的肥皂　高锰酸钾有很强的杀菌作用,常用于外阴、阴道、尿道、肛门疾病的冲洗或坐浴,但长期使用会造成皮肤干燥、粗糙、脱屑、裂口等。因此,平时不必用高锰酸钾洗外阴。

4. 注意保暖　月经期间盆腔充血,如果突然受冷会使血管收缩,引起经血减少、痛经或闭经。因此要特别注意保暖,尤其是下身,如不坐阴冷潮湿的地方、不淋雨涉水、不用冷水洗脚、洗澡,不要游泳,不吃生冷食物或饮料。

5. 拒绝经期性生活　月经期因子宫腔内膜剥落,表面形成创伤面,这时的性生活容易将细菌引入,使其逆行而上,进入子宫腔内,造成子宫内的感染。

如何预防因压力过大所导致的不孕

专家介绍,压力之所以会降低女性生育能力主要表现在降低卵子质量,延缓卵子的排放,阻碍受精卵在子宫内着床,并使有助于受精卵生长发育的激素水平降低。紧张的女人,身体就像板结的土地,任何种子播下去都难以发芽。所以,要避免因压力过大所导致的不孕,育龄女性一定要学会给自己减压。

1. 呼吸放松　压力会令你的呼吸变得轻和浅,降低到达细胞的氧气量。身体缺氧就会导致心率加快和血压升高。而缓慢的深呼吸可以为身体输送更多的氧气。每天进行有规律的有节奏的深呼吸运动,能有效缓解焦虑,使你精力充沛。方法:每天做1~2次,每次20分钟。①先正常呼吸,然后慢慢地深吸一口气,感觉空气从鼻子一直抵达你的小腹。从口部将气呼出。②正常呼吸和深呼吸交替进行几次,注意每次呼吸时不同的感觉。用几分钟专门进行深呼吸,让吸入的空气在腹部扩充,叹一口气将气呼出。③10分钟全神贯注的深呼吸。想象吸入的空气带来和平宁静,而呼出的空气带走紧张焦虑。

2. 速效放松　如果你没有时间每天进行20分钟呼吸锻炼,可以采取这种办法。慢慢地深吸一口气,同时数1、2、3、4。然后,呼气,同时数4、3、2、1。

任何时候感到焦虑都可以用这一招。

3. 舒展全身　一边深呼吸，一边慢慢放松身体的各个部位。首先是脸和头部，然后是嘴和双颚，接着是手和脚……你随时可以这样放松自己，睡觉的时候尤其有效。

4. 换个角度　你的想法决定你的情绪，而情绪会影响你的健康状况。不孕女性往往容易产生消极的想法。其实，有时候换个角度你就可以把自己从不快乐中解救出来。积极乐观的态度对你成功地孕育宝宝非常有帮助。

 ## 哪些方法可以帮助女性减压

长期备孕未果势必会增加女性的心理压力，而心理压力过大更不利于受孕，这两者的恶性循环使得很多育龄女性深受不孕的困扰。所以，预防不孕，先从减压开始。

1. 学会拥抱　我们都知道，在职场中的女性朋友们，无论工作多出色、多有女强人的范儿，但是她们骨子里却都是一样的，都很感性。而当女性朋友们压力大时，可以尝试一下向爱人索取一个大大的拥抱，这样你就会发现，全身的负重感会在瞬间消失。因此，职场女性不妨试试这种解压方法。

2. 静心思考　有很多女性都有过这样的感觉，在压力很大时，思考能力就会下降，从而工作的效率就会在不知不觉当中降低。而当女性朋友们遇到这样的情况时，不妨放下自己的工作，直接停止思考，然后关上显示器、闭上眼睛多做几个深呼吸，这样的话，压力就会被释放掉了。

3. 抱柔软的东西　虽然很多时候，我们都需要坚强面对，但是对于自身的压力来说，需要的却不是坚强，而是十分柔软的东西。女性朋友们在被坏情绪及压力所侵袭的时候，可以紧紧地抱住身边比较柔软的物品，比如说毛绒玩具、抱枕、宠物等，然后大家就会发现，不堪重负的心很快就会平静了。

4. 寻找幽默　缓解压力的良药，其实就是哈哈大笑，这样就会让消沉的情绪瞬间烟消云散。因此，大家可以在压力大时多看一些幽默视频。有学者发现，流向心脏的血液会增加22%，从而刺激体内快乐激素分泌，让整个人也会变得兴奋起来。

5. 吃黑巧克力　众所周知，巧克力是一种会让人放松、心情变好的食物。而相关的专家通过多次实验发现，坚持每天吃一小块黑巧克力的实验组要比不食用黑巧克力的对照组压力激素少很多。另外，可可中的类黄酮成分，具有舒血管的作用，能够降低血压，让女人的心态放轻松。

6. 找人谈心　对于女性朋友来说，聊八卦几乎是一种天性。而压力大、心情不好的女性朋友们，在进行八卦的过程当中，可以将注意力从痛苦的经历中转移出去。另外，聊八卦可以增加体内黄体素的水平，有效降低压力对身体的侵害。只要不是恶意攻击，偶尔八卦一下也无伤大雅。

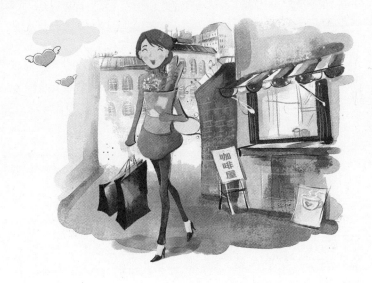

第三章　治疗不孕

　　花朵在春天吐香，只留芬芳一季间；流星从空中划过，只留光亮一瞬间。人生从来都不可能完美，我们要宽容而勇敢地去面对老天给我们制造的一个又一个挫折。要相信，阴雨绵绵只是偶尔的回味而已。对待不孕也是如此，积极面对，积极治疗，儿女绕膝的梦想不会遥远。

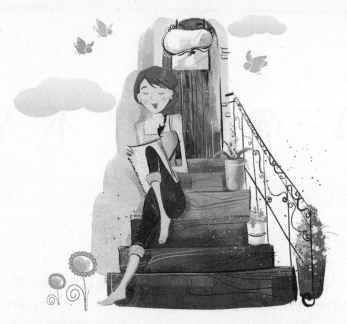

西医的诊断更多的是借助先进的医疗仪器设备和实验室做出对疾病准确的诊断,然后采取相应的治疗方式。对待不孕症,西医如何治疗?

 输卵管疾病导致的不孕该如何治疗

不孕症患者中有 20％～30％ 是由于输卵管因素所致。

1. 非结核性输卵管炎 根据宫腔黏液和细菌培养可给以足够、敏感的抗生素治疗。待感染得到控制以后,可继续采用输卵管通液治疗,时间为半年至一年。如输卵管仍然闭塞,应考虑接受复孕术。一般来说,陈旧性结核、输卵管粘连、输卵管伞部粘连和封闭、输卵管间质部狭窄、输卵管积水以及输卵管成形术后均适用通液治疗。

2. 结核性输卵管炎 首先进行抗结核药物治疗,可选用链霉素、对氨基水杨酸钠、异烟肼联合治疗。在全身抗结核治疗数个月后,可考虑应用含有链霉素和可的松的药液进行输卵管通液治疗。

3. 复孕术　适用于炎症所致的输卵管闭塞。但需经过治疗,待炎症消失后,再经输卵管造影方能决定是否要进行复孕术。专家提醒,在做复孕术前一定要进行明确的诊断,对子宫、输卵管的形态、功能、状况进行全面了解,必要时还要做腹腔镜检查,以确定是否手术以及手术的方式。

 ## 治疗子宫肌瘤一定要切除子宫吗

子宫肌瘤困扰了众多育龄女性,在大多数情况下,一旦被发现患有子宫肌瘤,患者都会咨询医生是否需要选择切除子宫进行治疗。面对子宫肌瘤,一定要将子宫切除,才能恢复健康吗?

子宫肌瘤是发生在女性生殖器官中的一种常见的良性肿瘤,又称子宫平滑肌瘤,多发于35～50岁妇女。子宫肌瘤多数没有特殊症状,所以临床不易发现,常在盆腔检查时才得以被发现。

专家称,子宫肌瘤是多发病,但并不是所有子宫肌瘤患者都需要切除子宫的。一般情况下,当肌瘤引起机体不适,如月经过多导致贫血、流产、排便异常、尿频、排尿困难,或肌瘤生长过快不能排除恶性可能时,就必须接受手术治疗。如果是小于5厘米的肌瘤并且没有出现月经频发或者月经量过多的情况可以不用手术,口服桂枝茯苓丸替代治疗。

即使需要采取手术,也需要考虑到患者不同的需求来决定是否要保留子宫。如患者有生育要求的,可尽量选择肌瘤剥除,从而保留子宫。如患者出现子宫内膜增厚,应先采取宫腔镜检查再刮诊,了解内膜有病变,出现内膜有复杂增生过长或不典型增生情况,最好切除子宫;如果子宫内膜只是简单性增生过长,可以采用孕激素治疗或放置宫内节育器,并定期进行复查。

 ## 如何治疗因卵巢疾患导致的不孕

1. 卵巢炎　对于炎症应以抗炎治疗为主;对周围有纤维粘连者,可考虑剖宫手术或腹腔镜下行粘连分解术;结核者可进行抗结核治疗。

2. 多囊卵巢综合征　治疗上首选应是克罗米芬,其次是卵巢楔形切除和卵巢切开,穿刺囊肿等疗法,也能收到良好的效果。

3. 卵巢位置异常　卵巢下垂,可考虑作卵巢固有韧带缩短术,将卵巢系膜缩短或固定于子宫后壁。粘连性的子宫位置异常多由炎症、子宫内膜异位症所致,可考虑手术或腹腔镜下分解粘连术。

4. 卵巢肿瘤　除有恶变倾向的卵巢肿瘤外,在切除肿瘤时应尽可能保留正常的卵巢组织。

5. 卵巢子宫内膜异位症　可用 17 - α - 乙炔睾丸酮的衍生物治疗;或者进行保守手术,在保留正常的卵巢组织的前提下,尽量切除可见的病灶,也可在腹腔镜下电灼较小的病灶,同时还能松解盆腔内的轻度粘连,或通过镜管的附属针头抽出子宫内膜囊肿的内容物。

6. 卵巢性闭经　对于卵巢性闭经患者来说,正确有序的检查很重,否则很可能出现经促性腺激素治疗无效的结果。一般来说,检查顺序为:①测定尿或血中 FSH 与 LH;②促性腺激素兴奋试验;③有条件可作 LH - RH(促黄体激素释放激素)垂体兴奋试验;④染色体、性染色质检查;⑤腹腔镜检查;⑥必要时可开腹检查。

 ## 应用促排卵药物应注意什么问题

排卵功能障碍所致不孕症,可应用一些促排药物诱发排卵,但应注意以下几个问题。

(1) 促排卵药物大多是通过下丘脑-垂体-卵巢轴的反馈作用所引起的激素变化达到诱发排卵的目的。在应用氯米芬、人绒毛膜促性腺激素等治疗时,均需卵泡有一定的发育,能分泌一定量的雌激素。一般阴道涂片雌激素水平应在轻度影响以上,诱发排卵方能成功。在某些年轻妇女,如下丘脑-垂体-卵巢轴发育不成熟,雌激素水平低下,可先服小量雌激素,每日 0.5 毫克以下,周期性应用,以刺激下丘脑发育成熟,为下一步应用促排卵药打下基础。

(2) 用药时间及剂量要适当,一般应从有效的小剂量开始,再根据用药后的反应调整用药剂量,或延长用药时间。促排卵药物一定要在医生指导和观察下应用,不能盲目使用,方能保证促排卵效果及避免药物的副作用。在用药过程中应根据一些情况做一些观察和检查,如测量基础体温,血泌乳素水平,尿妊娠试验等,以确定是否排卵或受孕。

(3) 在应用促性腺激素释放激素或人绒毛膜促性腺激素诱发排卵时,一定要严格掌握适应证，以免发生严重并发症。

（4）在治疗不孕症时，还应注意寻找可能存在的其他引起不孕症的原因，如男方精液是否正常，女方输卵管是否通畅等，如不正常应给予相应的治疗，才能达到受孕的目的。

 ## 黄体功能不全引起的不孕怎样治疗

黄体是由卵巢排卵后剩下的滤泡细胞发育而成的，周期性出现的一种内分泌腺。它在发育成熟后，便在细胞内形成大量黄色的分泌颗粒，使整个组织呈现一片黄色而得名。黄体的功能，主要是分泌雌激素与孕激素，在孕激素的作用下，子宫内膜由增生反应变为分泌反应，并进一步形成兑膜反应。此时的子宫内膜肥厚，血液供应充足，细胞内有丰富的营养物质，好比肥料充足的沃土，一旦受精卵种植，就能茁壮成长。相反，如果黄体功能不全，子宫内膜较薄，分泌物较少，血液供应不足，就不宜于受精卵的种植，即使种植后也会因胚胎得不到需要的营养而早期夭折。据统计，不孕妇女中有3％～10％是由黄体功能不全所引起。

黄体功能不全，黄体维持的时间相对缩短，因此月经周期会提前，由于黄体产生的黄体酮好似一种致热源，可使体温升高，因此排卵后期基础体温会上升，黄体功能不全则黄体酮分泌不足，以致基础体温后期低于正常水平，而且可有体温波动，基础体温的双向曲线不典型。中医认为，黄体不全大多与肾阳不足、冲任虚寒有关。明末清初著名医家陈士铎有云："胞胎之脉，所以受物者，暖者生物，而冷则杀物矣。"临床可用炮附片6克、熟地黄10克、女贞子10克、菟丝子10克、肉苁蓉10克、龟甲10克、仙茅10克、淫羊藿10克、枸杞子10克、鹿角胶10克，于月经干净后连服10天，以育肾助阳，温熙冲任，有健黄体和保护孕卵着床的作用。如能配合西药孕酮，绒毛膜促性腺激素或克罗米芬共同治疗，则效果更好。

 ## 子宫发育不良引起的不孕怎样治疗

子宫发育不良是指子宫小于正常，以青春型子宫为多见，宫体和宫颈较小，有的可伴有卵巢发育不全。主要是性腺功能低下和雌激素、孕激素不足影响子宫发育，同时可兼有子宫内膜腺体发育不良，不利于受精卵着床。

中医认为,肾藏精、主生殖,冲为血海、任主胞胎,治疗子宫发育不良当以补肾精和养冲任为主。临床可用鹿茸、熟地黄、仙茅、淫羊藿、山药、黄芪、枸杞子、菟丝子、覆盆子、丹参、茺蔚子、茯苓、楮实子等药研制成水蜜丸,于月经来临后第 5 天开始服药,每次 10 克,每日 2 次,连服 20 天,3 个月为 1 疗程,有帮助子宫正常和促进子宫内膜腺体发育的作用,为受精卵着床准备条件。有人用此方治疗 44 例子宫发育不良而不孕的患者,一年内有 22 例妊娠。

 ## 子宫内膜异位症引起的不孕怎样治疗

由于卵巢排卵障碍,子宫内膜会缺少孕激素的作用,加上雌激素的分泌量偏高或持续时间较长,则子宫内膜明显增生,最终导致内膜性质的改变,这就是子宫内膜增生过长。增生过长的子宫内膜在孕激素的作用下,也可以出现分泌反应,但已不适合受精卵的生长,就像盐碱地不适合茶树生长一样,就导致不孕症。

子宫内膜增生过长,与中医瘀血积于胞中不孕有相似之处。《医宗金鉴·妇科心法要诀》曰:"女子不孕之故,……或因宿血积于胞中,新血不能成孕;或因胞寒、胞热,不能摄精成孕,皆当细审其因,按证调治,自能有子也。"中医用活血化瘀加清热解毒药物,有助于子宫内膜的周期性更新和增生过长内膜的消退,从而起到改善宫腔内环境、创造新的床面、有益于子宫内膜修整和孕卵着床的作用。主要方剂为少腹逐瘀汤加味:小茴香 6 克、炮姜 3 克、川芎 10 克、元胡 10 克、肉桂 3 克、没药 10 克、赤芍药 10 克、当归 30 克、生蒲黄 10 克、炒五灵脂 10 克、蒲公英 20 克、金银花 15 克,并可随证加减。于月经来潮时服用,每日 1 剂,一般每次服 3～5 剂,3 个月经周期为一个疗程。有人用此方治疗 54 例子宫内膜增生过长不孕症,有 41 例妊娠,治疗时间最短 1 个疗程,最长 6 个疗程。

 ## 宫颈异常导致的不孕该如何治疗

一般来说,宫颈异常不同,其治疗方式也会有所区别。

1. 先天性宫颈狭窄或闭锁　于月经干净后一周以内在麻醉下行宫口扩张术,最好能通过 5 号以上的 Hegar 扩张器。必要时 2～3 周反复扩张一次,并给予雌激素、孕激素刺激子宫内膜的发育。

2. 宫颈位置异常　进行矫正手术,如因某些原因子宫、宫颈位置不易矫正,可考虑作人工授精。

3. 慢性宫颈管炎　慢性宫颈炎患者可作黏液的细菌培养,阳性可作抗菌敏感试验;对非特异性宫颈管炎,可酌情选用含有敏感的抗生素阴道栓剂,如查出滴虫或真菌性的可予以相应治疗。

4. 宫颈分泌物异常　对于排卵期前后宫颈管黏液分泌减少、延展性差、结晶形成不典型者,可根据子宫发育、卵巢功能、全身情况等全面检查,酌情应用雌激素等内分泌治疗;对于宫颈肥大或糜烂、盆腔淤血症、雌激素水平过高引起的宫颈黏液分泌过高问题可针对病因治疗。另外,对于盆腔淤血患者,可同时给予维生素E及改善末梢循环的药物,并适当进行体育疗法。

5. 其他疾病　如宫颈肌瘤、息肉、宫颈肿瘤等,可作息肉摘除和肌瘤剥离术。

 多囊卵巢引起的不孕如何治疗

中医认为,多囊卵巢引起不孕的机制肾虚痰湿遏阻胞络,临床可分为3种类型。

1. 痰实型　表现为体型丰满、肥胖、多毛,阴道涂片显示有一定的雌激素水平,脉细或缓,舌淡红,治疗以化痰软坚药为主,佐以补肾之品。方用:夏枯草12克、昆布12克、穿山甲12克、皂角刺10克、象贝10克、胆星6克、赤芍药10克、菟丝子12克、淫羊藿12克。

2. 肾虚痰实型　症见腰酸、头昏、乏力、怕冷或大便溏薄,基础体温偏低,雌激素水平较低,脉细,舌淡胖,治疗以补肾药与化痰软坚药并用。方用:熟地黄12克、菟丝子12克、覆盆子12克、淫羊藿12克、仙茅10克、夏枯草12克、穿山甲12克、皂角刺10克、象贝10克、昆布12克。怕冷明显加制附子6克、肉桂3克;大便溏薄加山药15克、葫芦巴12克。

3. 肾虚型　体形不丰满,症状较上两型更明显,腰酸乏力比较突出,雌激素水平低落,脉细,舌淡,治疗以补肾药为主,佐以化痰软坚之品。方用:熟地黄10克、鹿角霜12克、菟丝子12克、葫芦巴12克、淫羊藿12克、制附子6克、肉桂3克、象贝10克、穿山甲12克。

以上中药在经后开始服用，直至基础体温上升。如果月经第 17 天体温不升者，则加用针刺三阴交、关元、子宫等穴位，每日一次，留针 30 分钟，连续 3 天，以促进排卵。而对于雌激素水平较低者，可于月经第 6 天起加服乙烯雌酚。

研究表明，中医的补肾化痰方药能调节恢复下丘脑-垂体-卵巢轴的功能，升高雌激素的水平，促进多囊卵巢排卵，从而获得受精妊娠的条件。

输卵管炎症造成的不孕该如何治疗

输卵管是导致女性不孕的重要因素，可考虑以下几种治疗方法。

1. 药物治疗　根据细菌培养和药敏试验，及时选用足量敏感的抗生素进行治疗。若是需氧菌及厌氧菌混合感染，可加用甲硝唑注射静脉滴注或口服。以后可进行输卵管通液治疗。药物可包括抗生素，蛋白水解酶（如糜蛋白酶或玻璃酸酶），肾上腺皮质激素，可减轻局部充血、水肿，抑制显微组织形成，起到溶解或软化粘连的目的。在月经后 2～3 天开始，每 3 天 1 次，直到排卵期，连续 2～3 个月。如为结核性输卵管炎，则可在全身抗结核治疗后，再应用含有链霉素或卡那霉素的药液作输卵管通液治疗。

2. 手术治疗　经药物保守治疗一段时间后输卵管仍然闭塞的患者，可考虑应用妇科显微技术行输卵管复通术。

3. 体外受精或胚胎移植　输卵管阻塞者可考虑此项技术。

如何治疗抗精子抗体造成的不孕

临床统计发现，不孕症中有 10%～20% 属免疫性不孕，治疗有以下几种方法。

1. 隔绝疗法　精子同种免疫性不孕妇女使用避孕套 3～6 个月后，可避免精子抗原对女方的进一步刺激，待抗体效价消失后，选择排卵期过性生活，有望提高受孕率。

2. 免疫抑制疗法　肾上腺皮质激素类药物可用于治疗免疫性不孕症，如排卵前两周应用泼尼松 5 毫克，每日 3 次。

3. 宫腔内人工授精　当宫颈黏液中存在精子抗体干扰受孕时，可将其丈夫精液在体外进行处理，分离出高质量的精子，再行宫腔内人工授精。

4. 体外受精及胚胎移植　如妇女体内持续存在高滴度抗精子抗体,可选择试管婴儿。有报道称受精率可达83%,妊娠率达33%。

5. 输卵管内配子移植术　这是一种比较有效且安全的方法。

 ## 性洁癖引起的不孕怎么办

　　性洁癖是一种异常性心理导致的异常性行为。性洁癖者在性事过程中有很多洁癖表现。有的对舌吻异常反感,一旦有之,便会干呕头晕,甚至气喘出汗而昏厥;有的对事前的抚摸温存,只允许在黑暗中进行;有的在性伴侣的吮乳、吻颈之类的肉体接触后,会用带香的湿巾擦上几次,或者干脆下床去冲洗一阵;有的在双方正准备行事时,会临时决定让对方去冲洗阴部,把性事情绪完全破坏;有的看到精液、月经便会休克。至于性事后立即去洗澡间,里里外外来个大清洗者,更是性洁癖者不可缺少的性程序……这类表现,性洁癖者可能只具其一二,也可能全部具有,可能表现得轻微,也可能表现得严重。

　　性洁癖者在性生活中的洁癖行为,会严重影响性生活的质量,也可能因此导致夫妻感情失调或破裂。即使对性伴侣的性洁癖行为能容忍迁就者,自身也会出现压抑等负性情绪,使双方都存在异常心理,完全丧失性生活的情绪,最为严重的是,女性性洁癖者在性生活后立即起床去里外大清洗,使精液溢出,精子失去与卵子结合的机会,因而导致久不能孕。

　　要矫正性洁癖,既要有心理医生的指导,也要有性伴侣的支持,更要有自我心理调适和行为克制才行。其中,自我消除"一切都不干净"和"性事肮脏"等不正确的观念,是个关键。另外,纠正性洁癖是个较为长期的、复杂的心理行为的调适过程。不能操之过急,否则会适得其反。甚至使性洁癖者出现性冷淡或完全拒绝性事等严重心理障碍。

第二节 中医疗法

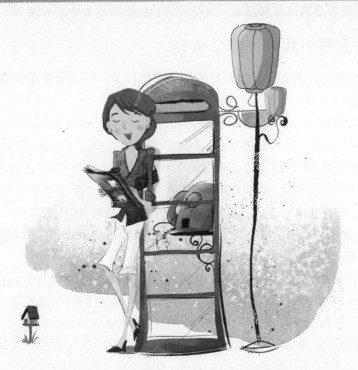

　　中医学以精气学说、阴阳五行作为理论基础,将人体看成是精、气、神的统一体,通过望、闻、问、切,四诊合参的方法,探求病因、病性、病位、分析病机及人体内五脏六腑、经络关节、气血津液的变化,判断邪正消长,进而得出病名,归纳出证型,以辨证论治原则,制定"汗、吐、下、和、温、清、补、消"等治法,使用中药、针灸、推拿、按摩、拔罐、气功、食疗等多种治疗手段,使人体达到阴阳调和而康复。中医如何治疗不孕症?

治疗女性不孕的中成药有哪些

　　治疗不孕不育,方法可谓多多。中医在诊断方面有一定的方法,与现代医学具有互补的作用。并且相比之下,中药的副作用比较小,如果使用得当,对人体几乎不会产生副作用,而治疗疾病的作用往往比较明显。不过,需要说明的是,中药也有副作用,而且部分中药的副作用还相当严重,在治疗过程中,需要注意用量、禁忌证。以下为女性不孕可选用的中成药。

1. 胞宫虚寒型 ①暖宫孕子丸:每次 8 丸,一日 3 次,温开水送服。②女金丸:每次 1 丸,一日 2 次,温开水送服。③当归调经丸,每次 1 丸,一日 3 次,温开水送服。④女宝胶囊:每次 4 粒,一日 3 次,温开水送服。

2. 脾肾两虚型 ①调经促孕丸:每次 5 克,一日 2 次,温开水送服。自月经周期第 5 天起连服 20 天,无月经周期者每月连服 20 天,连服 3 个月为一疗程。②温经丸:每次 1 丸,一日 2 次,温开水送服。

3. 肝肾不足型 ①安坤赞肾丸:每次 1 丸,一日 2 次,温开水送服。②调经种子丸:每次 1 丸,一日 2 次,温开水送服。③鹿胎膏:每次 10 克,一日 1~2 次,用水炖化,温黄酒或温开水送服。④紫河车粉(胶囊):粉剂每次服 3 克,或胶囊剂每次 15 粒,均为一日 2 次,用温黄酒或温开水送服。⑤嫦娥加丽丸:每次 3~5 粒,一日 3 次,空腹淡盐水或温开水送服。

4. 气血两虚型 ①妇科养荣丸:蜜丸每次 2 丸,或浓缩丸每次 16 粒,均为一日 2 次,温开水送服。②当归养血丸:大蜜丸每次 1 丸,或水蜜丸每次 9 克,均为一日 3 次,温开水送服。

5. 血虚肝郁型 得生片:每次 4 片,一日 2 次,温开水送服。

女性不孕症的按摩治疗方法有哪些

按中脘穴,按揉足三里、脾俞穴均能健脾益气,一指禅推气海、关元穴,按揉肾俞穴,擦腰骶部和膀胱经均具有补肾培元的作用,按揉三阴交、血海、膈俞穴能调理冲任、活血化淤,按揉心俞、肝俞穴具有行气活血的功效。

1. 揉中脘穴 患者仰卧位,操作者以中指指端轻揉脐上 4 寸处的中脘穴 2 分钟。

2. 一指禅推气海穴 患者仰卧位,操作者以拇指指端或螺纹面在脐下 1.5 寸处的气海穴行一指禅推法 2 分钟。

3. 一指禅推关元穴 患者仰卧位,操作者以拇指指端或螺纹面在脐下 3 寸处的关元穴行一指禅推法 2 分钟。

4. 一指禅推中极穴 患者仰卧位,操作者以拇指指端或螺纹面在脐下

4 寸处的中极穴行一指禅推法 2 分钟。

5. 一指禅推子宫穴　患者仰卧位,操作者以拇指指端或螺纹面在脐下 4 寸旁开 3 寸处的子宫穴行一指禅推法 2 分钟。

6. 按揉足三里穴　患者仰卧位,操作者以拇指指端按揉犊鼻穴下 3 寸,胫骨前峰外 1 横指处的足三里穴 1 分钟,以感到酸胀为度。

7. 按揉血海穴　患者仰卧位,操作者以拇指指端或螺纹面按揉髌骨内缘直上 2 寸处的血海穴 1 分钟,以感到酸胀为度。

8. 按揉三阴交穴　患者仰卧位,操作者以拇指指端或螺纹面按揉内踝高点直上 3 寸处的三阴交穴 1 分钟,以感到酸胀为度。

9. 按揉膈俞穴　患者仰卧位,操作者以拇指指端按揉第 7 胸椎棘突下,旁开 1.5 寸处的膈俞穴 1 分钟,以感到轻微的酸胀为度。

10. 按揉心俞穴　患者仰卧位,操作者以拇指指端按揉第 5 胸椎棘突下,旁开 1.5 寸处的隔俞穴 1 分钟,以感到轻微的酸胀为度。

11. 按揉肝俞穴　患者仰卧位,操作者以拇指指端按揉第 9 胸椎棘突下,旁开 1.5 寸处的隔俞穴 1 分钟,以感到轻微的酸胀为度。

12. 按揉脾俞穴　患者仰卧位,操作者以拇指指端按揉第 11 胸椎棘突下,旁开 1.5 寸处的隔俞穴 1 分钟,以感到轻微的酸胀为度。

13. 按揉肾俞穴　患者仰卧位,操作者以拇指指端按揉第 2 胸椎棘突下,旁开 1.5 寸处的隔俞穴 2 分钟,以感到轻微的酸胀为度。

14. 擦腰骶部　患者仰卧位,操作者以小鱼际陪附于腰骶部做横向按摩,以感到温热为佳。

15. 擦膀胱经　患者俯卧,暴露背部,操作者以小鱼际部附于背部,以侧线做直线来回摩擦,以感到温热为度。

 ## 如何辨证治疗月经不调

1. 气虚　①症状:月经量多,色淡红,质清晰;神疲肢倦,气短懒言,小腹坠胀,面色少华,舌淡、苔薄,脉细弱。②方药:人参、白术、升麻、地骨皮各 10 克,黄芪、海螵蛸、续断各 15 克,甘草 6 克,水煎服,每日 1 剂。

2. 血热　①症状:月经量多,色紫黯,或有血块;伴腹痛,舌紫黯或有淤点,脉涩。②方药:桃仁、红花、当归、熟地黄、白芍药、川芎、五灵脂各 10 克,蒲黄、麦门冬各 15 克,甘草 6 克,水煎服,每日 1 剂。

3. 血瘀　①症状:经量少,色紫黯,有血块;伴小腹胀痛,舌紫黯,或有瘀斑、瘀点,脉沉弦或沉涩。②方药:桃仁、红花、当归、熟地黄、白芍药、川芎、三七、泽泻、香附、木香、鸡血藤各 10 克,淮山、丹参各 15 克,甘草 6 克,水煎服,每日 1 剂。

4. 痰湿　①症状:经量少,色淡红,质黏腻如痰;形体肥胖,胸闷呕恶,或痰多黏腻,舌淡,苔白腻,脉滑。②方药:茯苓、法半夏、陈皮、苍术、香附、胆南星、枳壳、生姜、神曲、川牛膝各 10 克,当归 15 克,甘草 6 克,水煎服,每日 1 剂。

5. 血虚　①症状:经量少,或点滴即净,色淡,质稀;伴头晕眼花、心悸气短,或伴小腹空坠,面色萎黄,舌淡红,脉细。②方药:人参、山药、黄芪、茯苓、川芎、白芍药、熟地黄、枸杞子、神曲各 10 克,甘草 6 克,水煎服,每日 1 剂。

6. 肝郁　①症状:经期先后不定,经量或多或少,烦躁易怒,色黯红或紫红,或有血块,或经行不畅;伴乳房、下腹胀痛,脘闷不舒时叹息,嗳气食少,苔薄白或薄黄,脉弦。②方药:柴胡、白术、茯苓、当归、白芍药、郁金、丹参各 10 克,路路通 15 克,薄荷、甘草各 6 克,水煎服,每日 1 剂。

7. 肾虚引起的经量过少　①症状:经量少,色黯,质稀;伴腰膝酸软、头晕耳鸣、足跟痛,或小腹冷,或夜尿多,舌淡,脉沉弱或沉迟。②方药:菟丝子、杜仲、山茱萸、当归、熟地黄各 10 克,山药、续断、枸杞子各 15 克,茯苓 12 克,甘草 6 克,水煎服,每日 1 剂。

8. 肾虚引起的经期不定　①症状:经期先后不定,经量少,色淡黯,质清;伴腰骶酸痛,头晕耳鸣,舌淡苔白,脉细弱。②方药:当归、玄参、女贞子、合欢皮、山萸肉、枸杞子、杜仲、续断、白芍药各 10 克,甘草 6 克,水煎服,每日 1 剂。

中医如何治疗月经不调导致的不孕

1. 从肾论疗　月经不调导致的不孕中医上来说主要有肾阴虚、肾阳虚、肾气虚、肾阴阳两虚等,这类患者可分别用典方左归丸(饮)、养精种玉汤、右归丸(饮)、毓麟珠、归肾丸等古方为主方,结合临床兼症加减,亦可用近代

"肾轴"理论指导下的"中药人工周期疗法",以补肾为主的治疗法则,结合现代医学性腺轴中的卵巢周期的四个阶段(卵泡期-排卵期-黄体期-月经期)给予周期性用药的治疗方法。

2. 从肝脾论治　肝脾功能失常者,可表现为月经不调,如黄体功能不健、高泌乳素血症等不孕,亦可属于肝郁脾湿的炎性病变所致的不孕。可选用逍遥丸、开郁种玉汤、当归芍药散、完带汤、止带汤、龙胆泻肝汤等古方为主方,结合兼证加减。如输卵管不通兼有月经失调者,可内服结合外治(如中药腹部湿热敷、中药离子导入等)。

3. 从痰湿论治　痰湿内留可致肥胖不孕,此类患者月经稀发、月经量少、闭经为常见,多见于多囊卵巢综合征所致不孕。除痰化湿化治疗常法,可选用叶天士的苍附导痰丸,此类患者多见卵巢功能低下,雌激素水平较低,补肾可调节性腺轴功能,可与右归丸合用,补火(肾阳)生土,脾运健,水湿痰浊易化。

4. 从血瘀论治　血瘀是气血不和之一,可造成崩漏、月经过多,瘀阻冲任,经水可阻隔不行引起闭经,可致不孕。活血化瘀为治疗原则,可选用血府逐瘀汤、失笑散等加减,如见月经量多者,常虚实夹杂,应视病情轻重,可在化瘀基础上佐以补气摄血之品,标本兼治。

 ## 中医如何治疗盆腔炎性不孕

中医看病重在辨病和辨证相结合,以整体调节为特点,辨证分型。治疗盆腔炎性不孕也是如此。

1. 湿热下注　①症状:小腹疼痛或灼痛,腰骶酸痛经行加重,带下量多,色黄黏稠,秽臭,月经不调,或性交痛,婚久不孕。舌质红或正常,舌苔薄黄或黄腻,脉弦滑或弦数。②方药:双花15克,连翘15克,红藤15克,败酱草15克,三棱10克,莪术10克,黄芩10克,丹皮10克,赤芍药15克,生薏苡仁20克,金铃子15克,车前草15克,黄柏10克。每天1次,水煎2次,分两次口服。

2. 气滞血瘀　①症状:小腹胀痛,腰骶坠痛或胀痛,带下色白,经前乳房、胸胁胀痛,心烦易怒,小腹胀痛加重,月经或先或后,色暗红,夹血块,婚久不孕。舌质紫暗,苔薄白,脉弦或涩。②方药:柴胡10克,枳壳15克,三棱 15 克,莪术 15 克,桃仁 10 克,红花 10 克,鬼箭羽 15 克,白术 15 克,茯苓 15 克,当归 15 克,川芎 15 克。每天 1 次,水煎 2 次,分 2 次口服。

3. **痰瘀互结** ①症状：小腹及腰部疼痛,经行加重,带下量多,色白黏稠,月经错后,量少,或经闭不行,妇科检查为妇科炎性包块,或输卵管积水,经期大便溏薄,形体肥胖,舌质淡,苔白滑,脉细滑。②方药：苍术 15 克,白术 15 克,川贝 10 克,茯苓 15 克,昆布 10 克,香附 10 克,穿山甲 10 克,枳壳 10 克,丹皮 10 克,陈皮 10 克,半夏 10 克,川牛膝 10 克,水蛭 6 克。每天 1 次,水煎 2 次,分 2 次口服。

4. **寒湿凝结** ①症状：小腹冷痛,遇寒加重,得热痛减,腰骶部酸痛,带下量多色白质稀,或月经错后,量少,色暗红,夹血块,性交痛,性欲淡漠,久不孕育。舌质暗,苔薄滑,脉沉弦。②方药：桂枝 10 克,三棱 10 克,莪术 15 克,细辛 3 克,赤芍药 15 克,丹皮 15 克,昆布 15 克,水蛭 10 克,川牛膝 15 克,茯苓 15 克,制没药 15 克,苍术 15 克,肉桂 10 克,附子 6 克。每天 1 次,水煎 2 次,分 2 次口服。

 ## 中医如何治疗排卵障碍导致的不孕

1. 肾阳亏虚,胞宫虚寒

(1) 主症：婚久不孕,月经不规则,或周期延长,或间发性闭经,或经量少,色暗有瘀块,伴腰酸痛,腹下区有冷感,舌质淡,舌边有齿痕,脉沉细。

(2) 方药：①经前 3～5 天及经期服活血调经方：当归 15 克,川芎 6 克,赤芍药 10 克,泽兰 10 克,茺蔚子 10 克,茯苓 10 克,香附 8 克,元胡 10 克。每天 1 剂,水煎 2 次,分 2 次服;②排卵前期及排卵期服补肾促卵巢发育方：熟地黄 10 克,枸杞子 15 克,怀山药 10 克,淫羊藿 15 克,菟丝子 20 克,肉苁蓉 10 克,当归 10 克,鹿角霜 9 克,桂枝 10 克,肉桂 6 克。每天 1 剂,水煎 2 次,分 2 次服;③经后期,也就是月经干净后的第 1～5 天,以补肾益冲任为主,可服定坤丹 9 克,每天 2 次;胎盘片,每次 4 片,每天 2 次。

2. 肝气郁结,肾虚血亏 ①主症：婚久不孕,精神抑郁,经前乳房胀痛,性欲减退,面色苍白,舌淡,苔薄白,脉沉细无力。②方药：柴胡 10 克,炒川楝 10 克,香附 10 克,熟地 15 克,淮山药 10 克,枸杞子 15 克,山茱萸 10 克,菟丝子 20 克,淫羊藿 10 克,丹参 15 克,当归 10 克,益母草 10 克。每天 1

剂,水煎2次,分2次口服。

3. 命门火衰,冲任失养 ①主症:婚久不孕,月经延期,量少色淡,小腹隐痛,性欲淡漠,时常腰以下冷如坐水中,食纳差,舌质淡,苔润,脉沉池。②方药:熟附片6克,肉桂6克,党参15克,菟丝子15克,巴戟天10克,淫羊藿10克,紫石英10克,白术15克,炒茴香6克,鹿角胶(烊化)10克,紫河车粉(冲)3克。每天1剂,水煎2次,分2次口服。

4. 血瘀胞宫,任脉不通 ①主症:多年不孕,或宿有症瘕,月经延后,经行腹痛,胀坠拒按,经色黯黑伴有血块,块出痛减,或胸胁乳房胀痛,舌暗或舌边有瘀点,舌苔薄白,脉弦涩或沉涩。②方药:当归10克,川芎10克,肉桂10克,莪术15克,丹参15克,川牛膝15克,益母草15克,月季花10克,急性子10克,茺蔚子10克,桃仁10克,红花10克,皂角刺10克,路路通10克。每天1剂,水煎2次,分2次口服。

5. 痰湿内盛,脾肾不足 ①主症:多年不孕,形体肥胖,月经不调,白带量多,色白如涕,面色苍白,胸腹闷胀,倦怠乏力,舌淡,苔白腻,脉滑。②方药:苍术15克,香附10克,陈皮10克,茯苓15克,半夏10克,胆南星10克,枳壳10克,甘草8克,红花10克,益母草10克,淫羊藿10克,丹参15克,补骨脂15克。每天1剂,水煎2次,分2次口服。

 ## 哪些中成药可以促排卵

1. 定坤丹 ①主症:婚后不孕,月经不调,量少色淡,少腹冷痛,腰膝酸软,纳差,消瘦,舌淡苔白,脉沉细。②用法:每次1丸,每天2次,温开水或淡盐水送服。③功效:适合排卵障碍性不孕症、肾阴阳俱虚患者。

2. 六味地黄丸 ①主症:婚久不孕,腰膝酸软,头目眩晕,失眠盗汗,月经不调,五心烦热,小便淋漓,舌红少苔,脉细弱。②用法:每次口服1丸,每天2~3次。③功效:适合排卵障碍性不孕、肾阴不足患者。

3. 金匮肾气丸 ①主症:婚久不孕,腰痛腿软,下半身常有冷感,少腹拘急,小便清长,月经不调,舌质淡而胖,舌苔薄白,脉沉细。②用法:每次1丸,每天2次,口服。③功效:适合排卵障碍性不孕、肾阳不足患者。

4. 八珍益母丸 ①主症:面色苍白或萎黄,头晕目眩,食欲不振,心悸怔忡,月经量少,舌质淡苔白,脉细弱。②用法:每次1袋,每天2次,口服。

③功效：适合排卵障碍性不孕、症属气血不足兼血瘀患者。

痛经可以用艾灸治疗吗

艾灸是用艾叶制成的艾灸材料所产生的艾热刺激体表穴位或特定部位，通过激发经气的活动来调整人体紊乱的生理生化功能，从而达到防病治病目的的一种治疗方法。艾叶辛温，点燃后的热性作用可增强其穿透性，从而达到通经络、逐寒湿、活血脉、止疼痛的效果。

历史上就有很多医家选择艾灸来帮助患者治疗痛经、闭经、崩漏出血、月经过多和宫冷不孕等症。可见，艾灸治疗痛经还是可行的。

专家介绍，艾灸治疗痛经一般选择神阙穴和关元穴，这两个穴位也是治疗妇科疾病的重要穴位。神阙穴即我们通常所说的肚脐眼，艾灸此穴能温中、散寒、止痛，温暖胞脉，调畅冲任；关元穴正好在脐下3寸，主治月经不调、痛经、盆腔炎等。当然除了这两穴位，还可以对整个下腹部进行艾灸。

具体操作方法是：患者取仰卧位或坐位，点燃艾条，在离穴位皮肤5～10厘米处用艾条轻轻画圈，以皮肤微红，有热感透入肌肉并扩散为佳；不宜离皮肤过近，以免烫伤皮肤。每次艾灸时间约为30分钟，以神阙穴和关元穴为重点，结合整个下腹部来回灸。轻症患者每日艾灸1次，疼痛严重者每日可艾灸2次。艾灸时间最好选择在经前3～5天，月经来潮时停灸，此为1个疗程，连续3个疗程后大多患者可见明显效果。但注意治疗期间应避免进食生冷食物。

痛经的针灸疗法

1. 体针　①方法一，a.取穴：取气海、地机、太冲、合谷为主穴。刺痛拒按，血瘀重者，配三阴交、血海。肝郁化火，口苦咽干，去太冲，加行间。b.手法：气海、三阴交平补平泻，其余施泻法。c.功效：主治气滞血瘀型子宫内膜异位性不孕症。②方法二，a.取穴：取关元、肾俞、三阴交、次髎、大赫为主穴。小腹冷痛，经少色暗者，配公孙、归来。b.手法：关元、大赫、肾俞施补法，其余平补平泻。c.功效：主治寒凝血瘀型子宫内膜异位性不孕症。

2. 耳针　①取穴：取神门、脑点、盆腔过敏点为主穴。气滞血瘀者配肝、交感、耳迷根；血瘀寒凝者，配肾上腺、肾。②方法：耳穴埋豆，隔天1次，两耳交替使用。③功效：主治子宫内膜异位性不孕。

3. 电针　①取穴：血海、归来、三阴交、地机。②方法：选腹部穴和下肢穴组成 1 对，每次选用 1 对，用矩形密波，通电 10～15 分钟，隔天 1 次，10 次为 1 个疗程。③功效：主治子宫内膜异位性不孕。

按摩穴位对缓解痛经有效吗

按摩特定的穴位对女性的痛经有一定的缓解作用，但按摩的时间也是很讲究的。按摩一般不建议在经期进行，最佳时间是在经后 5～7 天。每天 1 次，月经来潮后停止。

这里介绍几款能够缓解女性痛经的按摩方法。

1. 揉太冲穴　此法具有舒肝止痛的作用，不仅可以治疗痛经，还有助于预防和治疗大部分妇科疾病。

操作方法　脚大趾与第二趾之间，用左手手指指腹揉捻右太冲穴，有酸胀感为宜，1 分钟后再换右手拇指指腹揉捻左太冲穴 1 分钟。

2. 按揉三阴交　此法交通心肾，引火下行，对所有妇科疾病疼痛有缓解作用。

操作方法：左手拇指指腹揉捻右三阴交穴，有酸胀感为宜，1 分钟后再换右手拇指指腹揉捻做三阴交 1 分钟。

3. 点按足三里　此法对于气血不足的体弱女性具有补益气血、暖宫调经、止痛的作用。

操作方法：足三里穴位于小腿前外侧外膝眼下 3 寸，胫骨前嵴外侧一横指处。用拇指指腹稍用力点揉足三里穴，以酸胀感为度。

4. 叩打腰骶部　此法具有补肾填精作用，有调经止痛的效果。

操作方法：用双拳以适中的力量轻轻叩打或用指腹按摩自己的后腰及骶骨部位，速度均匀，左右交替，以 100 次每分钟的频率进行，叩至微热为度。

哪些中成药可以治疗痛经

1. 血府逐瘀丸　①主症：腹部结块，小腹疼痛剧烈，经期尤甚，拒按，月经量少，经行不畅，婚久不孕，舌质暗有瘀点，脉弦或弦涩。②用法：口服，每次 1 丸，每天 3 次，月经前连服 10 天。③功效：适合子宫内膜异位性不孕之气滞血瘀型患者服用。

2. 少腹逐瘀丸　①主症：婚久不孕，腹下区结块，小腹冷痛或绞痛，拒按，得温则舒。月经量少，色暗有血块，行经不畅，舌暗，脉沉紧。②用法：口服，每次1丸，每天2次，温黄酒送服。③功效：适合子宫内膜异位性之寒凝血瘀型患者服用。

3. 妇科回生丹　①主症：婚久不孕，腹下区结块，经后小腹空痛，肛门重坠，乏力倦怠，舌边尖有瘀斑，脉细弱。②用法：口服，每次1丸，每天2～3次。③功效：适合子宫内膜异位性不孕之气虚血瘀型患者。

 # 中医如何治疗输卵管不通

1. 肝郁气滞　①主症：月经错后，经量时多时少，色紫夹块，经前乳胀，经行腹痛，经间期小腹两侧串痛，舌质偏暗，脉弦涩。②方药：柴胡10克，枳实10克，桃仁10克，红花10克，当归12克，制香附12克，赤芍15克，王不留行15克，路路通15克。每天1剂，水煎2次，分2次口服。

2. 邪毒内侵　①主症：月经先期或闭经，经行量多或淋漓不断，带下色黄或腥臭，小腹疼痛，性生活时加剧，舌质偏红，苔黄腻，脉细数。②方药：连翘20克，银花20克，丹参20克，紫花地丁15克，野菊花15克，芜蔚子15克，半枝莲15克，生蒲黄10克，五灵脂10克，生甘草10克，三棱12克，参三七6克。每天1剂，水煎2次，分2次口服。

3. 脾肾阳虚　①主症：体态丰腴，月经错后或闭经，经色淡红，经量偏少，带下有味而多，性欲淡漠，舌质胖，苔薄白，脉弦或滑。②方药：川桂枝10克，赤茯苓12克，车前子15克，琥珀4克，海藻15克，昆布12克，淫羊藿10克，葫芦巴10克，赤芍药15克，水蛭6克，通草6克，皂角刺30克。每天1剂，水煎2次，分2次口服。

4. 肝肾阴虚　①主症：形体消瘦，骨蒸潮热，或有盗汗，月经先期或闭经，量少色红，小腹疼痛，时缓时重，舌质偏红，脉细数。②方药：菟丝子15克，枸杞子15克，覆盆子15克，阿胶（烊化）10克，赤芍药15克，夏枯草15克，王不留行15克，生地黄12克，熟地黄12克，地骨皮12克，川楝子12克，玄参10克，穿山甲10克，紫丹参20克。每天1剂，水煎2次，分2次口服。另吞服小金丹，每次2丸，每天3次。

5. 气滞血瘀　①主症：婚久不孕，输卵管不通，小腹胀痛，胸胁、乳房胀痛，腰酸，舌暗淡或有瘀斑，脉细或细弦。②方药：当归 15 克，丹皮 10 克，茜草 15 克，三棱 15 克，莪术 15 克，路路通 10 克，香附 10 克，陈皮 10 克，川郁金 15 克，柴胡 12 克，桃仁 10 克，红花 10 克。每天 1 剂，水煎 2 次，分 2 次口服。

6. 湿热下注　①主症：输卵管不通，腰部、两侧下腹疼痛，伴手足心热，头痛、恶心，小便频数，白带量多，色黄味臭，舌质暗红，脉滑。②方药：瞿麦 15 克，银花 15 克，木通 6 克，车前子(包)15 克，川楝子 10 克，白芍药 15 克，乌药 10 克，元胡 10 克，土茯苓 20 克。每天 1 剂，水煎 2 次，分 2 次口服。

 如何通过推拿按摩疏通输卵管

不孕不育专家指出，临床上大多数患者是因为输卵管因素导致的无法生育。诚然，因为频繁流产、各种妇科炎症等因素，使得越来越多的女性输卵管的畅通遭到了破坏。输卵管一旦被堵，那精卵自然无法结合，受孕成功就更没指望。所以，预防不孕就先从疏通您的输卵管开始吧。

有专家介绍，利用推拿法中的推、揉、按、点、搓等法，可以帮助患者疏通输卵管。

1. 方法一　患者取仰卧位，先用手掌平放在患者腹上区，自上而下做按摩(轻柔)约 2 分钟；然后取指禅手法，在任脉循行线上，从上腕穴至曲骨穴作直线往返推动 15 分钟，每分钟 120 次左右，以局部产生温热感为佳；接着取揉摩手法，自下而上揉按整个腹部约 5 分钟，再自下而上做抓法(五指指端分别放于任脉经、肾经、脾经上，自上腕至中极止)约为 1 分钟，再用右掌平放于丹田部(气海、关元、中极等穴处)快频率做震颤法约 1 分钟，然后再用双手拇指向外侧分推腹阴阳约 1 分钟；再取点、按手法，以右手拇指按右侧的足三里、三阴交穴，逐渐用力，深压捻动，按而留之，以局部产生酸、麻、胀、痛感为度，然后点按对侧，共约 2 分钟。

2. 方法二　患者取俯卧位，先取点揉法以双手拇指先后点揉背部的肝俞、脾俞、胃俞、膀胱俞和肾俞穴，逐渐用力，同时做盘旋揉动，每穴 1 分钟；然后取推法以右手掌平放于大椎穴处，掌指用力，顺督脉经由神道下推至阳关穴为止，做直线往返连续动作 1 分钟，120 次左右；接着取轻击法，右手半握空拳,连续不断地轻击八髎穴 2 分钟,200 次左右。

3. 方法三　患者取坐位,在双侧肩井穴部位连续做推法 2 分钟,然后做头部、躯干部的常规守法,再用双掌挟住患者的两胁肋部做搓法结束,每天 1 次。按摩一个月为 1 个疗程,可调理冲任,通经活络。有助于预防和治疗输卵管不通性不孕。

哪些中成药对治疗输卵管不通有帮助

下面介绍几种可以治疗输卵管不通的中成药,但需在医生的指导下服用。

1. 丹栀逍遥丸　可疏肝理气,适用于输卵管阻塞性不孕,中医辨证属肝郁气滞者。

服法:每次服 6 克,每天 2～3 次。

2. 定坤丹　可益气养血,活血化瘀。适用于输卵管阻塞性不孕,中医辨证属气虚血瘀者。

服法:每次服 1 丸,1 天 2 次。

3. 妇科千金片　可清热活血通络,适用于输卵管不通性不孕,中医辨证属湿热博结、气血淤滞者。

服法:每次 3 片,每天 3 次,连服 2 个月。

4. 八珍益母丸　可益气养血,活血化瘀。适用于输卵管不通,中医辨证属气虚血瘀者。

服法:每次 6 克,每天 2～3 次口服。

治疗免疫性不孕症的中成药有哪些

市场上可以使抗精子抗体转阴的药物很多,患者千万不能随意服用。一定要充分了解药品说明,并在专业医生的指导下使用。

1. 妇科金丹　可益气养血,疏肝理气。

用法:每次 1 丸,每天 3 次。

2. 活血助孕丸　可活血化瘀,服用此药时需同时采取避孕药避孕 3～6 个月。

用法:三棱 100 克,莪术 100 克,炮穿山甲 100 克,皂角刺 150 克,桃仁

100 克,红花 100 克,当归 150 克。共研细末,炼蜜为丸,每丸 9 克。每次 1 丸,每天服 2～3 丸,3 个月为 1 个疗程。

3. 花坛抑亢丸　可理气化痰、活血通络。

用法:陈皮 100 克,法半夏 100 克,橘核 150 克,荔枝核 100 克,地龙 100 克,蝉蜕 60 克,蛇蜕 60 克,白花蛇舌草 150 克,研为细末,炼蜜为丸,每丸 9 克。每次 1 丸,每天 2～3 次。

4. 助阳抑亢丸　可益气温阳、活血解毒。经期停服,服药期间应采用避孕套避孕。

用法:黄芪 200 克,党参 100 克,鹿角片 100 克,丹参 150 克,赤芍药 150 克,白芍药 150 克,川续断 100 克,生山楂 100 克,薏苡仁 100 克,败酱草 80 克。上药研为细末,炼蜜为丸,每丸 9 克,每次 1 丸,每天 2～3 次。

 针灸如何治疗免疫性不孕症

针灸治疗分体针、耳针、艾灸三种疗法。

1. 体针　①取穴:取中脘、天枢、脾俞、足三里、阴陵泉、曲池、三阴交等穴。②方法:每次取 3～4 穴,交替使用,采用平补平泻法。

2. 耳针　①取穴:取交感、内分泌、神门、皮质下、三焦、肝、肾等穴。②方法:毫针用平补平泻法,或用王不留行子贴于穴位上,每次选穴 4～5 个为宜。

3. 艾灸法　①取穴:取关元、气海、肾俞、腰阳关、足三里、太溪等穴位。②方法:各穴均可采用艾条温和灸,或小艾炷直接灸。可补肾强体,调节机体免疫功能,抑制精子抗体。

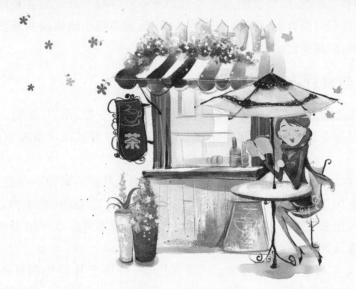

近代医家张锡纯在《医学衷中参西录》中曾指出："食物,病人服之,不但充饥,并可疗病。"食疗,一向被人们认为是健康安全的治疗方法。患了不孕症,尝试一下食疗又何妨?

 ## 月经不调引起的不孕症患者饮食应注意什么

月经不调一般可分为经期提前、经期延后、月经先后无定期三种情况。月经时常迟来的人,应少吃辛香料,少吃肉,少吃葱、洋葱、青椒,多吃青菜,吃饭前要按摩耳朵祛除疲劳,内心不要有不安和紧张。若月经总是迟来,宜少吃冷食多吃肉。经期第 1、2 天最好吃姜炒鸡肝或猪肝,多服用补血的食品。所谓"早来""迟来",系依据个人生理周期来算,不管是 28 天周期或 30 天周期,早来 7 天以上或晚来 7 天以上,就是生理不顺,表示身体与精神有了不平衡的现象。在月经前、中、后三时期,若摄取适合当时身体状态之饮食,可调节女性生理、心理上种种不适,也是使皮肤细嫩润滑的美容良机。月经前烦躁不安、便秘、腰痛者,宜大量摄食促进肠蠕动及代谢之物,如青菜、豆腐等,以调节身体之不适状态。

月经来潮中,为促进子宫收缩,可摄食动物肝脏等,以维持体内热量。此时,甜食可多吃,油性食物及生冷食物皆不宜多吃。月经后容易眩晕、贫血者,在经前可摄取姜、葱、辛香料等;在经后宜多吃小鱼以及多筋的肉类、猪牛肚等,以增强食欲,恢复体力。

 哪些食疗方可以调理月经

临床上因月经不调导致女性不孕的案例不在少数,所以,预防不孕,调理好月经很重要。月经不调的症状有很多种,所以对其调理也应该因"症"而异。

1. 参枣米粥 ①功效:可健脾益气,适用于月经不调性不孕症。②材料:人参 10 克,大枣 20 枚,粳米 300 克,白糖适量。③制法:将人参、大枣放在瓷锅内加水泡发后,人参切片,大枣去核,放入粳米同煮 25～30 分钟,当米熟烂成粥后,加入适量白糖。空腹食用,每天 1 次。

2. 芹菜藕片汤 ①功效:可清热凉血,适用于月经先期性不孕症。②材料:鲜芹菜 150 克,鲜藕片 150 克,生油 15 克,精盐少许。③制法:将芹菜洗净切成寸段,和藕片一起,在热油锅上颠炒 3 分钟,加入适量调味品即可。每天 1 次,可连吃 3～5 天。

3. 薏苡仁山楂粥 ①功效:可健脾祛湿,活血行经,适用于痰湿阻滞,血行不畅导致的闭经性不孕症。②材料:薏苡仁 30 克,山楂和炒扁豆各 15 克,红糖适量。③制法:同时煮成粥,每天 3 次,随餐食用。

4. 白鸽鳖甲汤 ①功效:可补血养肝,益肾活血,适用于肝肾不足兼血瘀之月经不调性不孕症。②材料:白鸽 1 只(去毛及内脏),鳖甲 50 克。③制法:将鳖甲打碎放白鸽腹内,加水适量煮烂,调味后食肉饮汤,随餐食用。

5. 杞子兔肉汤 ①功效:可补养肝肾,适用于肝肾不足引起的月经后期、月经不调性不孕症。②材料:枸杞子 30 克,兔肉 250 克。③制法:共煮汤,随餐食用。

6. 苏木木耳汤 ①功效:可补气活血,适用于气滞血瘀引起的月经不调性不孕症。②材料:苏木、木耳各 30 克。③制法:用水、酒各适量煎煮服用,随餐食用。

月经过少引起的不孕吃什么

月经过少又称"月经涩少"或"经行不爽",是指行经时出血点滴,量少而不畅,一两天即净的病症。月经量过少者在经期要注意保暖,忌涉水、不宜过食生冷寒凉事物。对于月经过少引起的不孕患者可以多食以下食物。

1. 黑豆苏木茶　①制法:取黑豆 100 克,苏木 10 克,红糖适量。将黑豆、苏木加适量水炖至黑豆熟透,去苏木,加红糖溶化后即成。每日 2 次,以汤代茶,豆亦可食。月经前每日 1 剂,连用 5 剂。②功效:具有补肾活血的功效,适用于月经过少。

2. 当归茶　①制法:取当归 10 克。以上 1 味切片,加水煎汤,去渣取汁。代茶饮。月经前每日 1 剂,连用 5 剂。②功效:具有补气养血的功效,适用于月经过少。

3. 黄芪茶　①制法:取黄芪 25 克。将黄芪加水 400 克煮沸 5 分钟。代茶饮。月经前每日 1 剂,连用 5 剂。②功效:具有温补肾阳,活血调经的功效,适用于月经过少。

4. 茯苓牛奶茶　①制法:取茯苓粉 10 克,牛奶 200 克。将茯苓粉用少量凉开水化开,再将煮沸的牛奶冲入。早晨代茶饮。月经前每日 1 剂,连用 5 剂。②功效:具有补肾活血调经的功效,适用于月经过少。

5. 山楂枸杞大枣粥　①制法:取生山楂 60 克,枸杞子、大枣各 30 克,粳米 100 克。煮粥食用。月经前每日 1 剂,连用 5 剂。②功效:具有补肾益气的功效,适用于肾气不足之月经过少者。

6. 党参牛奶粥　①制法:取党参 30 克,粳米 50 克,牛奶 150 克,将党参与淘洗干净的粳米一同入锅,加水 500 克,先用大火烧开,再转用小火熬煮成粥,再调入牛乳即成。月经前每日 1 剂,连用 5 剂。②功效:具有补血益气扶脾的功效,适用于血虚型月经过少。

7. 枸杞炖羊肉　①制法:取羊腿肉 1 000 克,枸杞子 50 克,调料适量。羊肉整块用开水煮透,放冷水中洗净血沫,切块;锅中油热时,下羊肉整块,用开水煮,生姜片煸炒,烹入黄酒炝锅,翻炒后倒入枸杞子、清汤(2 000 克)、精盐、葱、烧开,去浮沫,小火炖约 1.5 小时,待羊肉熟烂,去葱、生姜,入味精。

食肉喝汤。②功效：具有补肾养血的功效,适用于肾阳亏虚所致的月经过少。

哪些药膳可以调理月经不调

从中医角度说,月经不调分为多种症型,因此,选择药膳调理也要根据不同的症型正确地食用。

1. 当归生姜羊肉汤 ①功效：温中补虚,养血调经,适合血虚宫寒导致的月经后期性不孕症患者食用。②材料：当归和生姜各 30 克,山羊肉 300克。③制法：将当归、生姜洗净切片,与羊肉同炖至熟烂,再加入适量调味品。食肉饮汤,每天 1 次,2 个月经周期为 1 个疗程。

2. 三七蛋花汤 ①功效：补血活血行滞,适合气滞血瘀导致的月经不调性不孕症患者食用。②材料：丹参 15 克,三七粉 3 克,鸡蛋 1 枚。③制法：将丹参煮沸 20 分钟后,加入打碎的鸡蛋做汤,再加入三七粉煮 2 分钟即成。每天 1 次。

3. 鲫鱼当归汤 ①功效：补血活血,去淤生新,适合月经不调性不孕症患者食用。②材料：300 克以上的活鲫鱼 1 条,全当归 15 克,益母草 15 克。③制法：鱼去内脏后洗净,将药放入鱼腹中,煮沸 30 分钟,加入适量调味品即可,每天服用 1 次。

4. 月季花饮 ①功效：行气活血调经,适合气滞血瘀导致的月经不调性不孕症患者食用。②材料：月季花 3～5 朵,黄酒 15 毫升,冰糖适量。③制法：将月季花洗净,加水 200 毫升,用文水煎至 150 毫升,去渣,加入黄酒、冰糖即可。温热时饮用,每天 1 次。

5. 桂皮山楂煎 ①功效：温经散寒,活血化瘀,适合月经后期不孕症患者食用。②材料：肉桂 10 克,山楂肉 15 克,红糖 30 克。③制法：将肉桂、山楂肉洗净,加水适量,煮沸 20 分钟后,去渣,加入红糖,再煮 1 分钟。每天 1剂,分 2 次服。

6. 八珍膏 ①功效：补益气血,适合气血两虚型月经不调性不孕症患者食用。②材料：当归 150 克,川芎 60 克,白芍药 100 克,熟地黄 150 克,人参 30 克,白术 100 克,大枣 100 枚。③制法：将上述药材洗净,用清水煎煮 3次,去渣取汁 2 500 毫升,再用文火将药汁浓缩成膏,防腐贮存备用。用红糖水送服,每次服 10 克,早、晚空腹各 1 次。

 ## 哪些食物可以促排卵

众所周知,女性只有在排卵期正常排卵,排出的卵子与精子进行结合形成受精卵,才能完成生儿育女的第一步。所以,女性一旦出现排卵障碍,那怀孕生子自然就无从谈起。

据不孕不育专家介绍,排卵障碍除引起不孕外,还可导致月经失调、闭经、多毛、肥胖等症状。另外,如果长期不排卵,性激素代谢紊乱,子宫内膜过度增生而无周期性孕激素的对抗作用,易发生子宫内膜癌及乳腺癌。不过针对排卵障碍,女性也无须过度紧张,因为它完全是可以预防的。

预防排卵障碍的饮食疗法有以下几种。

1. 枸杞羊肾粥 ①功效:温补肾阳,和中健脾,适用于肾阳虚之排卵功能障碍性不孕症。②主料:枸杞子 500 克,羊肾 1 对,羊肉 250 克,粳米 250 克,葱白 5 克。③制法:将羊肾洗净,剁成末,枸杞子洗净,全部放入砂锅内,熬粥,待肉熟、米烂时即成。食肉喝粥。每天 2 次,早晚空腹温服。

2. 莲子猪肚 ①功效:健脾补虚益气,适用于脾虚之排卵功能障碍性不孕症。②主料:莲子、猪肚各适量。③制法:将猪肚洗净,纳入莲子,两端扎紧,置锅中炖烂,加入食盐适量及味精即可食用。随餐食用。

3. 山药茯苓包子 ①功效:可健脾益气,补虚生血,适用于气血两虚引起的排卵功能障碍性不孕症。②主料:山药、茯苓(去皮)各 100 克,面粉 300 克,白糖 100 克,大枣 200 克,猪油适量。③制法:将山药、茯苓研末与面粉混合均匀后发酵,将大枣去核与猪油白糖作馅,做成包子蒸煮。每天早晨空腹食用。

 ## 药膳可以治疗输卵管不通吗

可选择性地常用以下药膳,对疏通输卵管有一定的治疗作用。

1. 通管种子酒 ①功效:补血益气,活血调经,适用于输卵管阻塞性不孕症患者服用。②材料:茯苓 500 克,大枣 250 克,去皮胡桃肉 250 克,蜂蜜 3 000 克,白酒 8 000 毫升,糯米酒 5 000 毫升,炙黄芪 15 克,人参 10 克,白术 15 克,当归 15 克,川芎 10 克,白芍药 15 克,生地黄 15 克,小茴香 6 克,枸杞子 15 克,覆盆子 15 克,菟丝子 15 克,陈皮 10 克,沉香 10 克,肉桂 10 克,木香 6 克,砂仁 6 克,乳香 6 克,没药 6 克,五味子 6 克。③制法:将蜂蜜入锅熬液,加入前三味搅匀,用微火烧滚,倒入磁罐内,再加入白酒、糯米酒,然后将其余诸味共研细末,一并入蜜罐和匀,上用笋叶盖口,改用面封固。入锅大火煮 15 分钟移出,埋水中 3 天去火毒。每天饮 3 次,每次数杯。

2. 种子鸡汤 ①功效:补肾填精,适用于输卵管阻塞性不孕症患者服用。②材料:老母鸡 1 只,淫羊藿 20 克,枸杞子 60 克,五加皮 60 克,胡桃肉 150 克,米酒及配料各适量。③制法:将老母鸡去内脏,加水煮开,放入淫羊藿 20 克,枸杞子 60 克,五加皮 60 克,胡桃肉 150 克,米酒及配料各适量,煮至肉烂为止。吃肉喝汤,隔天 1 次。

 ## 盆腔炎可以用哪些药膳调理

盆腔炎是很常见的妇科疾病,关于盆腔炎的调理,大家可以根据自己的需要选择以下一些药膳进行针对性的调理。

1. 五色茶 ①功效:可清热解毒,适用于盆腔炎不孕症患者食用。②材料:紫花地丁 20 克,黄芩叶 10 克,败酱草 20 克,蒲公英 20 克,玄参 12 克,绿茶 15 克。③制法:加水煮沸,每天饮用 3～4 次。

2. 鸡冠花藕汁速溶饮 ①功效:可清热解毒,适合盆腔炎性不孕症患者食用。②材料:新鲜白鸡冠花 500 克,鲜藕汁 500 毫升,白砂糖 500 克。③制法:鸡冠花加水适量煎煮,每 20 分钟取汁 1 次,再加水煎,共取汁 3 次,合并后用文火浓缩,加入鲜藕汁,再浓煎至黏稠时,待温,拌入糖把煎汁洗净,拌匀晾干,压碎研细装瓶备用。开水冲服,每次 20 克,每天 3 次。

3. 凉拌三鲜 ①功效:清热利湿解毒,适用于带下色黄如脓,或挟血液之炎性不孕患者食用。②材料:马齿花、荠菜、芹菜各等量。③制法:将各材料洗净,入开水中烫过,加盐、糖、醋、味精、芝麻油凉拌佐餐。佐餐随食即可。

 ## 哪些药膳可以调理痛经

痛经的女性可以考虑在经前或经期服用以下药膳来加以缓解。

1. 鸡蛋艾叶汁 ①功效:可温经散寒,适用于子宫内膜异位性不孕寒凝血瘀型。②材料：鸡蛋 2 枚，艾叶 15 克，生姜 15 克。③制法：加水适量煮，蛋煮片刻去壳，再煮药汁至大半碗。饮汁吃蛋。

2. 补骨脂牛肾粥 ①功效：可温阳散寒，活血通络，主治阳虚血瘀型子宫内膜异位性不孕症及痛经。②材料：补骨脂 30 克，牛肾 1 具，粳米 60 克。③制法：将补骨脂用纱布包裹，加水 1 500 毫升，煎 1 小时，取澄清煎液，加入牛肾、大米及水共煮粥。米熟烂后加油盐及调料服食，每天 1 次。

3. 桃仁粳米粥 ①功效：可活血化瘀，主治各型子宫内膜异位性不孕症及痛经。②材料：取桃仁 20 克，粳米 60 克，红糖适量。③制法：将桃仁捣烂，加本浸泡，研汁去渣，与粳米同入砂锅内，加水 500 毫升，用文火煮成稀粥。早、晚各 1 次，隔天 1 服。

4. 玫瑰山楂酒 ①功效：开郁理气，活血通经止痛。主治各型子宫内膜异位性不孕症及痛经。②材料：玫瑰花 15 克，山楂 30 克，酒 500 克，冰糖适量。③制法：混合后浸泡 1 周。

 药膳可以治疗女性免疫性不孕吗

免疫性不孕患者在长时间吃药不见效果的情况下，可考虑停药一段时间，改用药膳加以调理。

1. 粳米阿胶粥 ①功效：可益气养血。②材料：阿胶 30 克，粳米 50 克，红糖少许。③制法：先将阿胶捣碎，放入铁锅内，炒至黄色，再研成细末待用。粳米洗净，放入锅内煮粥，煮至七八成熟时，加入阿胶及红糖，再熬至米熟即可。温热服用，早、晚各 1 次。

2. 归脾麦片粥 ①功效：可补脾养心，养血益气。②材料：党参 30 克，黄芪 30 克，当归 15 克，枣仁 15 克，丹参 15 克，桂枝 9 克，熟地黄 30 克，麦片 80 克，龙眼肉 100 克，大枣 15 枚。③制法：先将药物以清水浸泡 1 小时，捞出加水 2 000 毫升，煎汁去渣，入麦片、大枣、龙眼肉，共煮为粥。每天早晚空腹顿服，5～10 天为 1 个疗程。

第四章　研　究　不　孕

当不孕的悲剧突然降临,很多人都会绝望地问自己:"为什么会是我?""不孕到底该怎么治?"……这些问题的答案大多能在专科医生那儿找到,但不否认,现在的医学技术依然无法完成一小部分人的好"孕"梦想。所以,及时了解和研究关于不孕本身以及治疗的新知识、新方法是一项十分重要的工作。

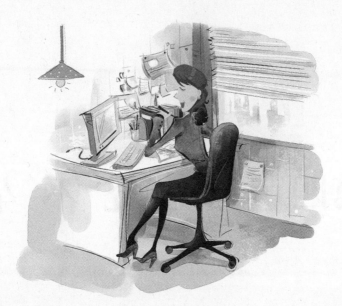

当不孕的悲剧突然降临,很多人都会绝望地问自己:"为什么会是我?""不孕到底该怎么治?"……这些问题的答案大多能在专科医生那儿找到,但不否认,现在的医学技术依然无法完成一小部分人的好"孕"梦想。所以,及时了解和研究关于不孕本身以及治疗的新知识、新方法是一项十分重要的工作。

 ## 母亲就近居住的女性更容易怀孕吗

英国有研究人员检视了针对约 2 000 名女性所进行的一系列研究报告,其资料包括生育能力、生活方式、健康和社会状态等,结果发现,有母亲住在附近的女性怀孕的概率比较高。这是为什么呢?

研究发现一个规律,想生小孩而且很快就怀孕的女性,通常是有家人住在附近,不光是第一胎如此,随后所生的小孩也是这种情况。这其实不难理解,很多女性怀孕的主要压力来自于母亲的影响,而住在附近的母亲能帮忙照顾小孩,是增加女性受孕概率的原因之一。研究人员也相信,有人帮忙照顾小孩,对女性的心理状态而言是十分有益的。而这种良好的心理状态正是女性能够快速怀孕的重要因素。

过去人们发现,在生育率高、资源贫乏的发展中国家,有亲人在身旁有助于生小孩，但通过本研究表明，很多高度发达的国家和地区，也出现了相同的情况。

 ## 没有排卵障碍和生殖道缺陷的女性为什么不能正常受孕

健康的卵子是维持女性生育能力的必要条件，但是有些不孕的妇女并没有排卵障碍和生殖道缺陷，她们的卵子为什么也不能正常受精、孕育新生命呢？而最新的研究发现：一个叫 CRL4 的蛋白质复合体，对维持卵子的活性至关重要。

研究人员通过最初对小雌鼠进行基因表达测试，利用基因敲除技术（通过注射特殊试剂，定点追踪某个基因，并且抑制它的表达），阻止了小鼠卵子中 CRL4 蛋白质复合体的生成，结果发现，虽然这些小鼠表面上看起来非常健康，却完全失去了生育能力。它们的卵母细胞在出生之后很快就凋亡了，并出现了与人类卵巢早衰相类似的症状。这些卵子即使受精以后，也不能发育成正常胎儿，在孕早期就会发生流产。

专家解释说，在雌性哺乳动物和人类体内，卵母细胞（卵子的前身）和其他细胞相比，发育过程独树一帜。女婴出生时，体内有十万颗左右的卵母细胞，但是它们不会随着母体的成长而增加、长大，它们像是一颗颗未萌发的种子一样，处于发育的静止状态。在进入青春期以后，其中的一部分卵母细胞会陆续被激活和长大，在性激素的影响下，发育成熟并最终排卵。而维持卵子的存活，帮助受精以后早期胚胎的发育的功臣就是 CRL4 蛋白质复合体。女性体内一旦缺乏这种物质，无法正常生儿育女也就不足为奇了。

 ## 育龄女性为何容易出现复发性流产

连续发生两次或以上流产即为复发性流产，许多育龄夫妇就是因为复发性流产才一直无法完成生儿育女的心愿。其实，导致复发性流产的因素有很多，如染色体异常、母体生殖道异常、母体内分泌异常、免疫功能异常、生殖道感染、宫颈功能不全及血栓形成倾向等。所以，当患者出现复发性流产时，一定要去正规医院做全面的检查，以避免流产的再次发生。

研究发现，在许多发生过复发性流产的女性子宫内，一种被称为"自然杀手"的免疫细胞含量较高。这种细胞可对抗病毒感染，但某些情况下会引发自体免疫疾病。研究人员称，子宫中"自然杀手"免疫细胞异常增多是孕妇体内类固醇水平偏低所致。此外，体内类固醇水平偏低还会导致子宫内脂肪和维生素生产不足，无法给胚胎提供足够营养。研究人员认为，缺乏类固醇引发的上述两个后果可能是胚胎无法在子宫内存活的主要原因。

需要注意的是，在尚未确定类固醇发挥作用的具体机制前，孕妇切不可擅自购买、服用类固醇补充剂，因为过高的类固醇水平同样可能引发流产。

检测排卵期简便而准确的新方法是什么

适宜的精卵结合时机是妊娠成功的重要因素，所以准确地测出女性的排卵期，并在排卵期内适当增加性生活的频率成了众多备孕男女必做的事情。那么，该如何准确、方便地测出女性的排卵期呢？在互联网的大背景下，研究人员通过将基础体温计联网，同手机、iPad 等移动终端上的 APP 合作，让用户通过测量体温在终端上查询到准确排卵期信息。这种通过把寻常的电子温度计联网就能了解哪一天是排卵日的做法，的确免去了很多用户埋头苦算的烦恼。

基础体温，是指经过 6～8 小时睡眠后，没有受到运动、饮食、情绪等各种变化影响时所测得的人体温度。而女性在排卵期内的基础体温低于平常，而在排卵后的几天里，基础体温又会上升 0.3～0.5℃。这样一来，不少女性会选择通过测量、记录自己的基础体温，来找到排卵期。而市面上卖的基础体温计，多是比水银温度计的测量精度要更准些的电子温度计，可具体怎么计算、怎么找规律还得靠自己。

这款新研究出来的助孕温度计足够智能，用户测量完，数据会自动传输到手机软件上，然后软件系统会自动分析这些数据。比如，推算出何时是最佳受孕时间，分析女性的身体状况等，同时推介一些饮食、减肥等信息，这些也无疑增加了女性受孕的成功率。

做试管婴儿需要做哪些准备

试管婴儿能否成功，跟多方面的因素相关，如胚胎的质量、子宫内膜细胞的准备、胚胎植入手术是否顺利等。不过不管试管婴儿的成功率如何，一旦决定要借助试管婴儿技术生儿育女，男女双方一定要做好充分的准备。

1. **女方要做的准备** 女方一定要具备一定的身体条件，才能接受试管婴儿技术。所以，在这之前，女性需要进行前期的身体检查，包括 B 超、阴道分泌物检查、血液检查（染色体分析、抗精子抗体、抗心磷脂抗体、尿常规、血常规、血型、内分泌、凝血检查、生化、乙型肝炎抗原抗体、丙型肝炎抗原抗体、梅毒特异性抗体、艾滋病病毒抗体）。

2. **男方要做的准备** 男方也需要做一系列检查，包括血液检查（染色体检查、抗精子抗体、尿常规、血常规、血型、生化、乙型肝炎抗原抗体、丙型肝炎抗原抗体、梅毒特异性抗体、艾滋病病毒抗体），对于有弱精症的男性，还需做 Y 染色体微缺失检测。

3. **相关证件** 做试管婴儿的条件之一就是合法性，所以，不孕不育夫妇需要持有结婚证、夫妇双方的身份证、准生证，进行登记后才能做试管婴儿。

4. **经济准备** 目前为止，试管婴儿技术还属于比较高端的助孕技术，相应的费用也不低，所以，不孕夫妇一定要做好充分的经济准备。

5. **生活调理** 做试管婴儿前，男女双方一定要注意休息，戒烟戒酒，不要随便用药，以一个良好的生理状态和精神状态迎接这场助孕"大战"。另外，植入胚胎后，女性应注意避免剧烈运动，尽量慢走。当出现不正常的腹痛、腹胀、阴道出血时，应及时跟医生联系，以得到最恰当的处理。

 ## 如何提高试管婴儿成功率

因为胚胎异常是体外受精最终失败的主要原因之一，从这个角度来说，挑选质量好的胚胎自然会提高试管婴儿的成功率，帮助更多不孕家庭摆脱不孕的烦恼。英国研究人员就开发出了一种可筛查胚胎质量的新技术，对于提高试管婴儿成功率来说，势必会有很大的帮助。

胚胎出现非整倍性变异（即染色体数目错误）等，是体外受精和胚胎移植后最终流产或产下不健康婴儿的重要原因。研究发现，这种问题胚胎在早期发育时有 2 个节点会表现异常。对此，研究人员特开发出一套为胚胎健康程度评级的计算机程序，可将早期胚胎染色体异常的风险分为 3 等。研究人员在实验中评估了 88 个胚胎的健康风险，结果在被评为"健康风险低"的一组中,有 61% 最终产下健康婴儿,而高风险的一组则全部失败。

据了解,此前只能在体外受精开始后通过细胞数量和形状来判断胚胎的健康程度,而新技术通过对胚胎质量的早期筛查,有望将体外受精成功生育的概率提高至约 78%,成功率比当前同类辅助生殖技术高了大约 3 倍。

 ## 音乐可增加试管受精的成功率吗

医学专家称,给"试管受精"胚胎播放音乐,可以让试管受精的成功率提高 5%。

1. 音乐增加试管胚胎存活率　西班牙的医学专家们将近 1 000 枚卵子进行了试管受精后,将受精卵放进试管或碟子里,分成两份,放进不同的培养箱中。结果发现,在播放音乐的培养箱中的受精卵受精成功率比没播放音乐的培养箱中的受精卵高出了 5%。

2. 音乐辅助试管受精　这些医学专家们将这次发现用于临床治疗中,使得来自 17 个国家的众多不孕夫妇受益。如今 1 岁大的弗雷迪是通过这一技术诞生的第一个英国婴儿。

由于胚胎至少要到 14 周后才具有探测声音的能力,所以医学专家认为,可能是音乐的共鸣和振动对胚胎起到了刺激作用,从而增强了他们排毒的速度和生存的能力。而西班牙的相关研究人员则表示,对试管或培养皿中的"试管受精"胚胎播放音乐,声波产生的振动可能无形中起到了形同子宫收缩的功效,从而大大提高了"试管胚胎"存活的能力。

 ## 冷冻卵子技术真的可以让女性生育年龄无限期延后吗

冷冻卵子技术问世之初,是一种为无法正常受孕者提供生育希望的医疗手段。冷冻卵子是一项比较新的技术,旨在帮助女性保存卵子,以便日后借助试管授精技术生育。这项技术虽然费用昂贵,但的确为不少不孕不育患者带来了新的孕育希望。

卵子是人体最脆弱的细胞之一,温度变化极易导致它死亡,而且卵子越是年轻健康,生育的成功率就越高。因此,冷冻卵子的最佳时机是二十多岁。

如今,随着社会的发展,这项技术并不仅仅用于不孕不育患者身上,更多年轻健康的女性开始考虑或已经实施卵子冷冻,给卵子"保鲜",借此推迟生育时机,换取追求事业或寻觅佳偶的时间。但医学专家提醒广大育龄女性,冷冻卵子技术尚不够成熟,成功率也不是很高,不宜盲目实施。尤其对那些单纯想延迟生育的健康女性而言,决不能将卵子冷冻技术作为保障生育的"最后一招"。

第五章　拥　有　好　孕

　　没有什么比十月怀胎更让人觉得幸福甜蜜;没有什么比婴儿的啼哭声更加婉转动听;没有什么比生一个可爱聪明的孩子更让人值得期待。所以,当身体具备了一切可以生育的条件时,就该了解一下如何才能生出一个更健康、更漂亮、更可爱的小天使了。

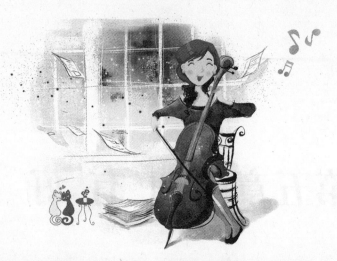

　　没有什么比十月怀胎更让人觉得幸福甜蜜；没有什么比婴儿的啼哭声更加婉转动听；没有什么比生一个可爱聪明的孩子更让人值得期待。所以，当身体具备了一切可以生育的条件时，就该了解一下如何才能生出一个更健康、更漂亮、更可爱的小天使了。

中医有哪些好的助孕方法

　　1. 红糖生姜汤　①功效：主治宫寒。②制法：红糖 250 克，生姜末 150 克，隔水蒸 30 分钟，分 7 份，从月经干净后的第 2 天开始，每天早上空腹用开水冲服，连服 7 天。服药期间禁止过性生活。③原理：宫寒会影响受孕和胎儿在子宫里安居。中医所说的"子宫"不单指孕育宝宝的"房子"，是包括子宫、卵巢、附件在内的多种器官。血是女性身体健康的根本，有血才有女性的体健貌端。而血液运行最重要的是盈涨亏落有时，方能成孕坐胎。如果血气遭遇寒邪，就会损伤子宫阳气。血液凝滞，子宫虚寒，胎儿容易流产。所以宫寒的女性在准备怀孕前需要先改善子宫环境。

　　2. 促排卵汤　①功效：本方主要促使发育成熟的卵泡排卵。②制法：当归 12 克，赤芍药 10 克，丹参 15 克，泽兰 10 克，枸杞子 15 克，熟地黄 12 克，金樱子 15 克，王不留行 15 克，香附 9 克，红花 15 克，茺蔚子 12 克，淫羊藿 15 克，自月经开始第 11 天每日 1 剂，连服 6 天。③原理：排卵功能障碍或卵泡不破裂是导致不孕的一个常见因素。促排卵汤滋肾健脾,是促排卵的效验方之一。

3. 促黄体汤 ①功效:本方主要促使黄体生成并分泌黄体酮。②制法:龟版12克,丹参15克,旱莲草20克,川断12克,大芸15克,枸杞子20克,菟丝子15克,女贞子10克,巴戟天12克,淫羊藿15克,制附子6克,肉桂3克(另包冲服),痛经加重肉桂,血瘀者加泽兰。从月经第17天开始服,隔日1剂,共5剂。③原理:大补肾元之方,对黄体生成障碍有一定效验。

对女性怀孕有帮助的食谱有哪些

1. 玫瑰鱼片 ①功效:疏肝和胃,调经,滋补强身。②材料:鱼肉300克,鲜玫瑰花瓣50克,鸡蛋1个,白糖、淀粉、植物油、精盐、胡椒粉、葡萄酒各适量。③制法:先将洗干净的鱼肉去皮切片,加入鸡蛋清、淀粉、葡萄酒、精盐、胡椒粉抓匀;然后在锅内倒油,烧至四成热,下入鱼片,炸至淡黄色捞出;在汤锅内放适量清水,加入白糖、花瓣,熬至糖浆微稠,待糖汁冒大泡时,放入炸好的鱼片,翻匀即成。

2. 毛豆鸡丁 ①功效:可以帮助女性补铁,并且有助于子宫变得温暖,多吃可以使子宫温度适合受精卵着床。②材料:去荚毛豆200克,鸡胸肉150克,青、红柿子椒各1个,料酒、生抽、香油、精盐各适量。③制法:将鸡胸脯肉洗净切丁,青、红柿子椒洗净并切成小块,去荚毛豆洗净备用;锅至火上,倒油烧热,下鸡丁煸炒,煸炒至鸡肉变色,加料酒和生抽炒匀;把毛豆倒入锅中翻炒一会,加适量的清水煮至毛豆熟透后,将青、红柿子椒小块放入锅中,同时加适量的盐、香油炒匀。

3. 熬炖萝卜 ①功效:可以滋阴壮阳。②材料:白萝卜500克,排骨50克,葱花、姜丝、八角、花椒、料酒、精盐、植物油各适量。③制法:将洗净的排骨切块放入沸水中焯一下,直至排骨变色后捞出,沥干备用;萝卜洗净切成菱形块;锅置火上,倒油烧热,放入葱花、姜丝炝锅;然后倒入适量清水,加入八角、花椒、料酒、精盐、排骨,烧沸;待排骨烧至六成熟后,放入萝卜块,用文火炖烂即可。

"有色食物能助孕"这句话有科学依据吗

临床上,曾有个女性不孕患者这样说,她曾听别人说过,食用有色食物,如西兰花等不仅对身体健康有益,而且还能提高生育能力。对此,医学专家建议,合理的饮食搭配有助于提高女性激素的分泌,促进机体新陈代谢,增强免疫功能,有助孕的作用。食用有色食物这种做法只能作为预防不孕和改善孕育能力的措施之一,不能作为不孕的治疗方法。当遇到不孕不育时,找正规的医院,选择专业的医生,接受科学的治疗才是明智之举。

下面,来介绍一下哪些有色食物对女性生育能力的提高有帮助。

1. 黑色食物 黑色食物对肾有保护作用,有助于加快新陈代谢和生殖系统功能,还能促进唾液分泌,促进胃肠消化,能增强造血功能,对延缓衰老也有一定功效。常见的黑色食物有黑芝麻、木耳、黑豆、香菇、黑米等。

2. 黄色食物 黄色食物可以健脾,增强胃肠功能,恢复精力,补充元气,进而缓解女性卵巢功能减退的症状。建议以下这些黄色食物可以多吃一些,如豆腐、南瓜、橘子、柠檬、玉米、香蕉等。

3. 绿色食物 绿色食物含有叶绿素和多种维生素,能清理肠胃,防止便秘,减少直肠癌的发病率,保护肝脏,还能保持体内的酸碱平衡,增强机体抗压能力。菠菜、白菜、芹菜、生菜、韭菜等都是很好的选择。前面提到的西兰花也是比较好的绿色食物。

 有没有一些食谱有利于女性怀孕

1. 鲜乳粥 ①功效:适用于准备怀孕的男女。②材料:稻米 200 克,腊肉(烟肉)50 克,青椒 50 克,白皮洋葱 20 克,奶油 20 克,盐 3 克,胡椒粉 3 克,植物油 20 克。③制法:大米淘洗干净加水煮成粥;洋葱去皮切成薄片;培根切小块;青椒洗净,去蒂和籽,切成环状;锅中倒入少量的油,放入培根用油略煎取出,再把青椒翻炒几下盛出;用奶油把洋葱炒至透明,再加入白粥和高汤 5 毫升,用小火煮开;最后,放入盐、胡椒粉调味,盛在碗中,放上培根和青椒就可以了。

2. 羊肉黑豆炖当归 ①功效:补血、活血、镇静,适用于准备怀孕的男女。②材料:瘦羊肉 1 000 克,黑豆 100 克,当归 10 克,桂圆 10 克。③制法:将黑豆洗净用 2 杯清水煮软;煮已切薄片的羊肉,同样用清水 3 杯,煮时要除去泡沫及肥油;将黑豆及羊肉倒入炖盅内,加入当归,同时加入切碎的龙眼肉,隔水炖上 3 小时。

3. 虾仁炒蛋 ①功效：补肾壮阳，通乳抗毒。②材料：虾仁150克，鸡蛋250克，韭黄80克，盐2克，味精1克，胡椒粉2克，植物油20克。③制法：虾仁炒熟盛罩篱内；鸡蛋加盐、味精、胡椒粉拂匀，加入切碎的韭黄、虾仁又拂匀，下油，倒下虾仁蛋，炒熟上碟。

4. 炖黄豆猪脚汤 ①功效：有助于美容，保持面色红润，皮肤光滑。②材料：猪蹄500克，大豆150克，盐3克，白酱油3克，胡椒粉2克。③制法：将精选黄豆洗净，以清水浸泡备用；猪脚洗净放入中型铝锅内，加入两大碗水，一大匙米酒，一大匙白糖，一大匙白醋，即将锅置火上，用大火烧滚，撇去泡沫，续用小火烧约半小时；加入黄豆及一大碗水慢炖，待黄豆烂后加入白酱油一大匙，盐半茶匙，胡椒粉少许，拌匀调味即可。坚持每周喝上一次。

5. 草菇蒸鸡 ①功效：加强肝肾的活力，适合准备怀孕的女性。②材料：鸡肉600克，草菇25克，盐5克，淀粉25克，黄酒20克，酱油25克，白砂糖15克，大葱50克，姜25克，鸡油50克。③制法：将草菇倒入温水泡上并盖严，待草菇泡发后捞出，原汤留碗内澄清备用；把草菇入温水盆中清洗，并去掉根蒂，撕去表皮，置于碗内备用；将雏母鸡肉切成4厘米见方的块，放入盆内，加入草菇、澄清的草菇汤及精盐、酱油、绍酒、白糖、熟鸡油、湿淀粉、葱段、姜片拌匀，上屉用旺火蒸20分钟左右取出，拣去葱段、姜片，盛入盘中即成。

6. 香妃嫩鸡 ①功效：增强体力、强壮身体。②材料：鸡1 000克，土豆50克，白皮洋葱35克，番茄酱10克，咖喱3克，盐5克，白砂糖3克，红葡萄酒10克，花生油50克，大葱15克，姜5克。③制法：把洋葱斩成碎末；土豆煮酥后去皮，平放在砧墩上用刀板把土豆碾成泥；将鸡宰杀洗净后把鸡爪斩去另作他用；鸡背剖开，再将鸡胸骨用刀斩断，并将背脊骨也斩断（皮肉不受影响），这样可使鸡身呈现圆弧状；将鸡腹朝下地放在大碗中，放上葱结、姜片，撒上细盐，上笼蒸约30分钟，取出；把鸡汤沥出，将鸡身反扣在大平盘中；将锅烧热，放3匙油，烧至油五成热时，下洋葱末煸香，再放土豆泥煸散，加鸡汤、咖喱粉、番茄酱、细盐、白糖、味精，烧透，成为稠厚的卤汁；把葡萄酒放入搅和，趁热淋浇在鸡身上即可。

过性生活时采用什么样的姿势有助于受孕

如何给精子创造最有利条件，使它能顺利地游至女性的输卵管内与卵子结合受孕,是许多备孕男女关心的,因此,如何选择合适的性生活姿势自然成了需要思考的首要问题。虽然对最容易受孕的性生活姿势目前还没有定论性的研究,但是很多专家都建议传教士式体位(男在上女在下)更有利于受孕。

因为这种体位可以使阴茎插入更深,而使其射出的精液更接近宫颈。而且这种姿势还能让男性射精后精液不容易从女性阴道流出,加大了受孕的可能。

如果你对传教士式体位感到厌烦了,以下是其他一些比较容易受孕的性生活姿势。

1. 后入位　男性从女性后面进入,无论是俯卧,还是跪式,都可以使精液靠近宫颈,有助于受孕。

2. 并排侧卧　这种体位可以让人比较放松,从而使性生活更和谐。另外,对于较胖或背部有疾的一方来说,也更容易些,对受孕有帮助。

一些临床医生认为,女方性生活后在床上待半小时,会进一步提高受孕的概率。射精后最好仰卧,并在骨盆位置下垫一只枕头。在理论上,这样的做法会给精子更长的时间,在重力的作用下游动到输卵管。

 ## 避孕停止多长时间后可怀孕

在这个生育年龄普遍推后的年代,避孕成了大多数育龄男女需要做的事。可是,采取口服避孕药或者上环避孕的女性,在避孕之后什么时候要孩子最合适呢?

口服避孕药分为长效避孕药、短效避孕药和紧急避孕药。长效避孕药与短效避孕药成分类似,由于长效药物需要一次性放入体内,量比较大,停药后可能有一定的蓄积,所以服药后想要再育的,至少需停药 6 个月以上再妊娠。

短效避孕药,在我国最早使用的剂量较高,目前国内广泛采用的短效避孕药剂量仅为原始剂量的 1/4,一般来说是安全的。对于第三代、第四代的口服避孕药,如复方去氧孕烯(妈富隆)、复方醋酸黄丙孕酮(达英-35)、复方孕二烯酮(敏定偶)、屈螺酮炔雌醇片(优思明),停用的次月即可怀孕;但口服避孕药 1 号、2 号还是需停药 6 个月后才能怀孕。当然,最好向遗传优生专家咨询,结合自身情况作出综合判断。

　　紧急避孕药有单方孕激素类,成分多为左炔诺孕酮,如新斯诺滴丸、毓婷等;还有抗孕激素类,其有效成分为米非司酮,如丝米安片、碧韵胶囊、华典片等。其成分为单方孕激素的避孕药在服用期间意外妊娠是没有影响的;而使用抗孕激素类的避孕药终止早孕失败者,则必须进行流产终止妊娠。

　　对于采用上环避孕的女性来说,取环后生殖器无感染现象,月经规律,就可以怀孕。但若计划要怀孕最好提前三个月将避孕环取出,以便给予子宫内膜一个恢复时间。因为避孕环可使子宫内膜出现无菌性炎症反应,宫颈液发生改变,使受孕困难;另外,铜制的避孕环可释放铜,不利于受精卵着床,影响胚囊的发育,这对于胚胎或者胎儿的生长发育不利。专家建议,在过渡时期可选用避孕套避孕。

 ## 口服避孕药能帮助不孕妇女怀孕吗

　　口服避孕药能帮助不孕妇女怀孕,这似乎是一件不可思议的事情。但日本研究人员发现,避孕药提高体外授精的成功率。接受体外授精前1个月开始口服避孕药,可以使妇女的卵巢得到充分的休息,从而增强卵子的生存能力。

　　在体外授精过程中,妇女的卵子被采集出来并与精子混合,在实验室的培养管里授精后,胚胎重新置入子宫中。一些妇女为了增加卵子的数目,通常会服用刺激卵泡生长的药物。

　　研究人员研究了40名有完整卵巢的不孕妇女,其中32名妇女的不孕是由于男方因素造成,8名妇女不孕的原因未明,她们经过多次体外授精均失败。但口服1个月经周期的避孕药后,再进行体外授精,怀孕的成功率由原来的9%上升到23%。

　　妇女不孕的其中一个原因可能是卵巢的不停排卵影响了卵子的质量,口服避孕药抑制卵巢排卵周期,使卵巢的排卵周期从1个月延长到2个月,从而提高卵子的质量,为体外授精的成功奠定基础。

 ## 阴道冲洗可生男孩吗

　　坊间流传着"阴道冲洗可以生男孩"一说,其理论根据是,决定生男孩的精子(携带Y染色体的精子)喜好碱性环境,故用含碱的水冲洗阴道,可使携带Y染色体的精子提高活动力,同时抑制携带X染色体的精子,如此一来,生男孩的概率将大大增加。知道这个方法后,不少生男孩心切的女性都蠢蠢欲动,都想要试试。其实,这种方法并不靠谱,育龄女性选择时一定要谨慎。

专家介绍,这种说法看似有根有据,其实并不现实。因为精液中的精子数以万计,碱性环境仅能抑制一小部分携带X染色体的精子,大部分携带X染色体的精子还是可以进入子宫的,即使只有一个成功到达,一旦与"卵子"结合,也就立即形成胎儿的女性性别了。更重要的是,不当的阴道冲洗不但不能带来预期效果,反而会有增加许多意想不到的风险。譬如,改变了阴道的酸碱度及生殖道内的环境,容易降低受孕率;病菌伺机而入,从而引发阴道炎等妇科疾病。

后　记

　　婚育在每个人的生命历程中所占的地位是不言而喻的,顺利地结婚生子是所有人的共同期盼和不断为之努力的目标。然而,生活节奏的加快、工作压力的增加、环境污染的恶化、饮食结构的改变以及人们生育观念的转变,使得人类的生育能力普遍下降。

　　据世界卫生组织预测,21世纪,不孕不育将成为仅次于肿瘤和心脑血管疾病的第三大疾病。据相关报道,在我国已婚育龄夫妇中,不孕不育发生率已增长为8%~17%。其中因女方因素引起者约占40%;男方因素引起者约占30%;男女双方因素引起者约占20%;原因不明的约占10%。有研究认为,男方引起不育所占的比例在上升之中。

　　婚育为何遭受如此大的威胁? 遭遇不孕不育,我们该何去何从? 面对优生优育,育龄夫妻如何做到有备无患? ……为了帮助育龄夫妻解答这一系列的婚育问题,为他们提供一个了解不孕不育的预防和治疗的比较好的途径,上海长江医院特组织不孕不育专家们组编了《防治不孕问题一本通》与《防治不育问题一本通》两本书。

　　写这两本书的目的在于以通俗易懂的语言,言简意赅、深入浅出地告知大众想要了解的有关不孕不育的预防、治疗等知识,并分享正确就医的技巧和经验,从而使读者尽快获得好"孕"。因此,这两本书力求"实用"二字,直击不孕不育患者最迫切的问题,并给予最专业、最科学、最全面的解答,从而使阅读这两本书的读者能够有所收获,在不久的将来都能够拥有属于自己的"健康天使"。

　　最后,我想说的是感谢,感谢所有给予此书帮助与支持的医学专家们,感谢第二军医大学出版社的鼎力帮助,感谢苏锦龙、林勇燕、唐天汉、潘敬秀、周琳、刘丹红、熊琴、丁远梅等同事的通力协作。

这里还需要说明的是，编写人员虽认真努力，但限于水平有限，难免有不足和错误之处，衷心期望得到广大读者的批评和指正。

中国科普作家　**尹学兵**

2014 年 3 月